Comment on soigne

Le Diabète

PAR

le Docteur E. LAVAL, ⚬

Ancien Médecin-Major
Lauréat de l'Institut et de l'Académie de Médecine

PRIX : UN FRANC

PARIS

SOCIÉTÉ D'IMPRESSION & D'ÉDITION

L. BOYER, Directeur

49, Rue Monsieur-le-Prince, Paris VI⁰

1903

Produits du Docteur Vœbt

à la Légumine diastasée

Biscottes ❋ ❋

Nucléopeptone

Nucléosels ❋ ❋

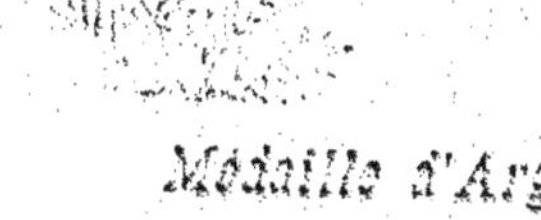

*Médaille d'Argent
à l'Exposition Universelle
de 1900*

*Deux Médailles d'Or
à l'Exposition d'Ostende
1901*

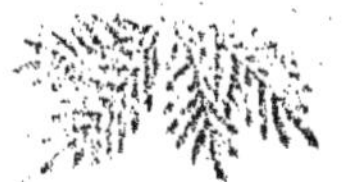

La découverte et l'application de la Légumine diastasée dans les divers régimes alimentaires des **Dyspeptiques**, **Diabétiques**, **Obèses**, **Albuminuriques**, **Neurasthéniques**, dans les **Convalescences** ou **Fièvres graves**, dans l'**Alimentation des Enfants en bas âge**, ont donné des résultats, tels que, partout où elle a été expérimentée, soit par les praticiens dans leur clientèle, soit par les jurys de médecins et autres personnages compétents, partout sans exception, elle a été l'objet de distinctions honorifiques.

Les diverses sociétés médicales de Paris, devant lesquelles a été présentée la *Légumine*, ont fait le meilleur accueil à ce nouvel aliment en raison des composés glycéro-phosphorés et albuminoïdes naturels qu'elle contient en grande proportion.

Dépôts à Paris :   ENVOI D'ECHANTILLONS

Pharmacie Normale   FRANCO

Rue Drouot, 17 et 19

Monnot, Bartholin & Cie

ET DANS   Rue Michel-le-Comte, 21

TOUTES LES PHARMACIES

Prière à MM. les Docteurs d'adresser leurs demandes, 12, avenue Ménelotte, à Colombes (Seine)."

COMMENT ON SOIGNE LE DIABÈTE

Comment on soigne

Le Diabète

PAR

le Docteur E. LAVAL, ○

Ancien Médecin-Major
Lauréat de l'Institut et de l'Académie de Médecine

PARIS
SOCIÉTÉ D'IMPRESSION & D'ÉDITION
L. BOYER, Directeur
Paris VIᵉ
49, Rue Monsieur-le-Prince, 49
1908

AVANT-PROPOS

Le but de ce petit livre est de faire connaître comment on doit soigner le diabète. C'est, en réalité, le but de la médecine tout entière que de rechercher les moyens de soigner une maladie pour tâcher de la guérir. Mais, n'est-il pas de toute nécessité avant de montrer comment on doit soigner, de montrer ce qu'on doit soigner? Par conséquent, nous commencerons par donner une définition du diabète et la description de cette maladie, afin qu'elle soit bien connue dans sa physionomie et que le lecteur ne puisse la confondre avec une autre affection plus ou moins semblable.

Ceci fait, nous n'aborderons pas encore le traitement, car celui-ci dépendra de la façon dont se développe le mal qui nous occupe, des causes qui l'engendrent. Un exemple vulgaire va fixer les idées : certaines plantes du midi parviennent à vivre et à se développer dans nos

climats grâce à de multiples précautions, grâce
en particulier à une certaine exposition, à un
arrosage variable suivant les jours, etc... Or,
on n'est parvenu à les acclimater que par la
connaissance la plus exacte possible des conditions qui leur étaient bonnes et de celles qui
pouvaient leur nuire. Il n'en va pas autrement
de la thérapeutique du diabète. Une fois que
nous aurons nettement déterminé ces conditions
bonnes et ces conditions mauvaises, le traitement
découlera en grande partie de ces données
et au rebours de ce qui se passe pour les plantes
des pays chauds, nous nous attacherons à multi-
plier chez notre malade les conditions funestes
au développement et à la prospérité du diabète.

LE DIABÈTE

CHAPITRE PREMIER

Définition

Si l'on ne s'en tenait qu'à l'acception vulgaire du mot, le diabète serait la maladie « où l'urine contient du sucre et où l'on a, tout le temps, soif ». Il y a du vrai dans cette définition, mais elle ne saurait pourtant être acceptée sans correctif. C'est qu'en effet si, d'une part, la présence du sucre dans l'urine est un des gros traits caractéristiques du diabète sucré (1), d'un

(1) Nous disons : diabète sucré, le seul que nous ayons en vue ici. Car il existe des diabètes non sucrés. Nous citerons en particulier le diabète azoturique, le diabète phosphaturique, le diabète insipide, caractérisés : le premier par la forte proportion d'éléments azotés éliminés par l'urine, le second par la forte proportion de phosphates, le troisième simplement par l'abondance d'urine sécrétée par le malade.

autre côté l'existence de ce symptôme ne suffit pas pour affirmer la réalité de la maladie qui nous intéresse.

La présence du sucre dans l'urine doit être constante, c'est-à-dire se répéter tous les jours pendant des semaines, pendant des mois et, en outre, elle doit être associée à des manifestations morbides que nous étudierons plus loin.

Il existe, en effet, du sucre dans les urines, ou, en un mot, de la glycosurie, pour employer le terme scientifique, dans bien des circonstances de la vie, sans que pour cela on doive parler de diabète.

Au cours de certains empoisonnements (par l'oxyde de carbone, le chloral, le chloroforme), de certaines maladies infectieuses, comme le choléra, la fièvre intermittente, la grippe, de quelques maladies du foie que l'appelle des cirrhoses, au cours d'affections du bulbe, on observe fréquemment que l'urine renferme de la glycose, mais cela ne se produit que d'une façon transitoire, et au bout de quelques heures, parfois de quelques jours, il n'en est plus question.

D'autre part, les urines d'individus sains renferment parfois du sucre à la suite d'un repas, où une grosse quantité d'aliments sucrés a été ingérée, par exemple à la suite de l'absorption de pâtisseries, mais surtout de confitures. Ces cas sont qualifiés de glycosurie alimentaire. Il est bon d'être prévenu de ces faits, de façon à ne pas mettre l'étiquette : diabète, sur une personne qui n'a eu que passagèrement quelques centigrammes de sucre dans son urine, résultant d'une alimentation très chargée en sucre.

Mettant à part ces glycosuries passagères, et nullement liées à un mauvais état général, nous dirons que le diabète sucré est *pratiquement* une maladie dans laquelle les urines du patient contiennent plus ou moins de glycose, d'une manière continue, et qui est caractérisée par d'autres symptômes de déchéance organique bien définis, que nous allons étudier dans le chapitre qui suit.

CHAPITRE II

Description. — Les symptômes du mal

On distingue, en général, deux sortes de diabétiques : les gras et les maigres. Le diabétique
gras est encore appelé par le médecin, diabétique
constitutionnel ; le maigre : diabétique pancréatique (1). Il convient d'ajouter d'ailleurs que ces
deux types ne sont pas absolument irréduc-

---

(1) Les mots constitutionnel et pancréatique répon-
dent à des idées théoriques sur la cause du diabète.
On admet généralement — nous le verrons plus loin
— que le diabète gras résulte d'un trouble dans la
nutrition générale, d'un trouble constitutionnel. Tandis que le diabète maigre serait l'apanage des gens
qui ont une lésion de la glande appelée pancréas et
qui se trouve placée, comme on le sait, sous l'estomac, dans l'abdomen, déversant dans l'intestin un suc
digestif appelé le suc pancréatique.

tibles : tel diabétique qui était gras au début de son affection peut devenir maigre dans la suite sans que pour cela il doivent être appelé pancréatique.

a). DIABÈTE GRAS. — D'habitude, le début de ce diabète est lent, caché, insidieux. On voit des gens qui rendent journellement 10, 20 grammes de sucre, sans qu'il s'en doutent. Et cela peut durer des mois et des années, jusqu'au jour où des symptômes assez accusés viennent souligner le diagnostic de l'affection et poussent le malade à faire analyser ses urines : par exemple est apparue une soif vive, inextinguible ; le malade urine beaucoup, plusieurs litres par jour et il est forcé d'uriner souvent, ou bien un anthrax apparaît et beaucoup n'ignorent pas que l'existence de ce mal est souvent liée à la présence du sucre dans les urines. Mais, il est loin d'en être toujours ainsi, et la plupart du temps le diabétique va « consulter » pour de petites indispositions, de légers accidents dont bien souvent la banalité éloigne l'attention du médecin. C'est une inflammation du pourtour du gland appelée balanite, traitée en vain par les lavages au permanganate de potasse. C'est une diminution de l'appétit sexuel dont aucun traitement ne vient à bout, c'est une inflammation rebelle des gencives, entraînant la chute spontanée des dents, d'où la prescription de gargarismes à l'eau boriquée ou au chlorate de potasse. Ce sont des douleurs, des névralgies que l'on traite bien souvent par l'antipyrine ou le sulfate de quinine et dont l'on ne peut obtenir la guérison. Le malade ainsi traînasse, qu'on nous passe l'expression, jusqu'au jour où l'idée vient de faire analyser ses urines et où cet examen révèle la présence du glycose. On comprend que le médecin consulté ne pense pas immédiatement à la possibilité d'accidents diabétiques, en présence des misères plus haut citées. Car bien souvent la soif du malade n'est nullement exagérée, il n'urine guère plus que normalement. Et malgré cela, les urines renferment du sucre. C'est dans cette obscurité des débuts de la maladie qu'il faut donc s'attacher à faire la lumière. Car plus tôt un diabète est traité, plus il a de chances de se guérir, en tout cas, plus il sera facile d'éviter les complications.

M. le Professeur Dieulafoy a décrit sous le nom de *Petits accidents du diabète*, les symptômes d'apparence banale et disparate qui doivent mettre celui qui les connait sur la piste d'un diagnostic méconnu. Il est donc très utile d'étudier en détail ces petits accidents.

Symptômes salivaires. — La salive du diabétique étant acide, la bouche devient sèche, la langue s'empâte et se hérisse de papilles grisâtres, la parole est plus difficile en raison de cette sécheresse et de cet empâtement de la langue. Les gencives sont rouges, ramollies, saignantes. Fréquemment les dents se déchaussent et tombent sans douleur, l'une après l'autre. C'est là un symptôme qui frappe beaucoup les malades, car les dents, tout en étant ainsi expulsées de leurs alvéoles, sont la plupart du temps d'aspect sain. L'idée vient tout de suite qu'il s'agit là, non d'une maladie des dents, mais d'une maladie générale, constitutionnelle.

Symptômes cutanés. — Nous ne reviendrons pas sur l'anthrax, ni sur les éruptions multiples de furoncles qui, nous l'avons vu, sont assignées d'habitude à leur véritable origine. Mais il est une foule d'autres symptômes moins marquants, qui méritent d'être relevés dans les débuts du diabète : ce sont les poussées d'eczéma au niveau des parties génitales chez l'homme et chez la femme. Chez l'homme, ces éruptions se développent à la face interne des cuisses et sur la face externe des bourses; chez la femme, c'est tout autour de la vulve, à l'extérieur et aussi à l'intérieur des grandes lèvres. Les démangeaisons qui accompagnent ces poussées sont des plus vives et des plus fatigantes. C'est ce qu'on appelle le « prurit vulvaire ». Beaucoup de personnes sont atteintes de ce prurit énervant, et demandant au pharmacien des pommades dont l'effet est passager, continuent à se gratter sans cesse, sans se douter qu'il y a à leur état une cause plus profonde, que révélerait l'analyse des urines.

D'autres malades offrent simplement des démangeaisons sur tout le corps, sans aucune éruption. On les voit se gratter partout et tous les bains d'amidon, toutes les poudres ne sont pour eux que des calmants éphémères, jusqu'au jour où la présence du sucre dans leurs urines vient leur apprendre que c'est en soignant leur état général que leurs démangeaisons disparaîtront.

Du côté des *organes génitaux*, se remarque le défaut d'érection, l'affaiblissement du sens génital. Mais ce sont surtout les inflammations des muqueuses du gland et du canal de l'urètre qui doivent appeler notre attention, car ce sont là petits accidents du diabète assez fréquemment observés.

A la suite de la miction, il reste toujours quelques gouttes d'urine en retard. Ces gouttes en bavant s'introduisent dans l'espace qui sépare la base du gland du repli du prépuce où, du fait de leur stagnation, elles finissent par fermenter. Le sucre urinaire subit là la fermentation acétique, alcoolique, lactique et butyrique. D'où irritation de la muqueuse du gland, de celle du prépuce et même de l'ouverture du méat urinaire et des premières portions de l'urètre; d'où enfin, 1° une urétrite qui se traduit par un écoulement blanchâtre, sans couleur et accompagné de vives démangeaisons ; 2° un gonflement du gland qui devient rouge, enflammé, parfois recouvert de vésicules qui s'ulcèrent ; 3° inflammation concomitante de la muqueuse interne du prépuce, au point qu'il se produit souvent un phimosis, c'est-à-dire que le prépuce recouvrant totalement le gland finit, du fait de son gonflement, par ne plus pouvoir être ramené en arrière. On devine le degré de macération dans lequel doivent se trouver alors et le gland et la muqueuse interne du prépuce. Les gens ainsi atteints n'osent pas causer de leur affection, ils se traitent avec force lotions astringentes et leur état subit des « hauts et des bas », jusqu'à ce qu'ils se décident à voir un médecin qui découvre tout de suite la véritable origine de ce mal ; à moins qu'on ne leur propose l'opération du phimosis, ce qui est regrettable, car on sait que les opérations chez les diabétiques doivent être évitées dans la mesure du possible. D'ailleurs, le traitement même du diabète suffit à faire regresser spontanément tous ces accidents.

Les *symptômes nerveux* peuvent simuler diverses maladies : beaucoup accusent une lassitude générale, une faiblesse musculaire, de cause inconnue : leurs occupations actives favorites (pêche, chasse, escrime, même la marche et la promenade) ne leur plaisent plus. Ils sont ennuyés, ils ne savent de quoi. On prend volontiers ces personnes pour des neurasthéniques et des hypocondriaques.

D'autres présentent des troubles de l'intelligence qui font craindre une lésion du cerveau : la mémoire leur manque, ils ont sans cesse envie de dormir, ne peuvent plus travailler, sont envahis par une véritable torpeur intellectuelle. Si l'on ajoute à cela que parfois ils ne peuvent plus lire à haute voix et qu'après avoir prononcé quelques mots, la voix leur fait défaut, on ne trouvera pas étrange que le diagnostic puisse être hésitant entre une lésion du cerveau et le diabète sucré, tant que l'analyse des urines ne sera pas venue trancher la question.

Rappelant les maladies de la moelle épinière, on observe chez plusieurs des troubles de la sensibilité aux membres inférieurs : la sensibilité à la chaleur et au froid et la sensibilité à la douleur sont abolies, tandis qu'est conservée la sensibilité au contact. C'est-à-dire que si l'on enfonce une aiguille dans la peau du malade, il sent le contact d'un corps étranger, mais il n'en souffre aucunement. Ces troubles de la sensibilité dissociés — comme on dit en médecine — se rencontrent chez des diabétiques au début.

Nous citerons également les névralgies, les crampes, les douleurs sciatiques, le lumbago dont la persistance malgré la thérapeutique habituelle en pareille occurrence, doit nous faire songer à la possibilité du diabète.

Il est enfin une dernière catégorie de petits accidents que l'on peut appeler les *symptômes oculaires*. Et il ne s'agit pas ici des troubles de la vue, tels que la cataracte, que l'on rencontre à une époque avancée de la maladie. Il s'agit d'un trouble bien moins bruyant et qui consiste en un affaiblissement progressif de la vision : c'est une sorte de presbytie précoce et rapide. Alors que dans la presbytie qui vient avec l'âge, la vue ne baisse que lentement et que les lunettes ne doivent guère être changées que tous les trois ou quatre ans, dans la presbytie du diabète au début, la diminution de la vision se fait si rapidement que c'est tous les mois qu'il faudrait d'autres verres de lunette.

Nous en avons terminé avec les petits accidents du début. On voit qu'ils sont bien anodins en apparence et qu'ils attirent peu l'attention. Raison de plus pour les bien posséder et en dépister la vraie cause, dès que l'on se trouve en présence de l'un d'eux, surtout lorsqu'ils se manifestent chez une personne d'un certain âge, ayant passé la trentaine, plus ou moins grasse, et dont l'état général de santé laisse à désirer depuis quelque temps.

Voyons maintenant les *symptômes* bien net:

du diabète pendant sa période d'état. Ils sont au nombre de trois :

1º Soif ardente ;

2º Exagération de la quantité des urines ;

3º Existence de sucre dans les urines, ou glycosurie.

1º *Soif ardente.* — Cette exagération de la soif peut varier suivant les individus. Ce ne sont même pas toujours ceux dont l'urine renferme le plus de sucre qui ont la soif la plus vive. Certains boivent de 3 à 4 litres de liquide par jour. Il en est qui sont à peine satisfaits avec 12 à 14 litres.

On remarque corrélativement — mais plus rarement — une augmentation de la faim. C'est une réaction instinctive de l'organisme essayant de compenser les pertes énormes que fait l'économie en éliminant le sucre et les éléments azotés ou les sels de l'urine en si grande abondance. Cette exagération de l'appétit ne dure pas longtemps, car des troubles de l'estomac surviennent, qui entravent la digestion et préparent la période d'amaigrissement. Il est bien entendu que nous parlons, en ce moment, de ce qui se passe lorsque le diabétique est abandonné à lui-même, sans traitement.

2º *Exagération de la quantité des urines.* —

Cette exagération peut atteindre 10 à 12 litres par jour. En moyenne, un diabétique qui perd 60 grammes de sucre par jour urine environ deux litres.

3° *Glycosurie.* — A l'état normal, les urines ne renferment que tout à fait exceptionnellement (en cas de glycosurie alimentaire, comme nous l'avons vu plus haut) du sucre. Dans les débuts, la glycosurie est légère et inconstante, c'est-à-dire qu'on peut trouver du sucre pendant plusieurs jours, puis n'en pas trouver un jour, pour en trouver de nouveau les jours suivants ; mais cette inconstance est, en réalité, continue en quelque sorte, c'est-à-dire que quoique intermittente, la glycosurie est permanente.

Dans les cas ordinaires la quantité de sucre émise par jour est d'environ 25 à 50 grammes. Elle peut atteindre jusqu'à 1,000 grammes dans les cas très graves.

Il est bon de savoir que la quantité de sucre quotidiennement fabriqué est assez variable, en raison précisément de la variété de l'alimentation, qui — nous le verrons plus loin — entre pour la plus grande part dans la glycosurie. De même d'un jour à l'autre, la quantité de sucre peut être bien différente.

Le sucre urinaire peut disparaître momentanément sous l'influence d'une maladie fébrile, d'une grippe par exemple.

A quels caractères reconnaîtrons-nous une urine diabétique ? Le signe qui frappe tout d'abord, c'est l'aspect pâle, décoloré de ces urines. Leur densité est très augmentée, à cause de la présence du sucre. Au lieu d'être de 1,018 à 1,020, la densité y est de 1,030, 1,050 et même 1,060.

La recherche du sucre peut être qualitative ou quantitative : qualitative, elle vise simplement le fait de déceler la présence du sucre. Pour cela un moyen simple consiste à faire chauffer à l'ébullition au fond d'un tube à essai un centimètre cube ou deux de liqueur cupropotassique ou de Fehling. On verse doucement une à deux gouttes de l'urine suspecte. La liqueur doit rester d'un beau bleu, s'il n'y a pas de sucre dans l'urine. Dans le cas contraire, il se forme un précipité rouge ou jaune orange.

L'analyse qualitative donne le taux exact de la glycose urinaire. Cette analyse assez délicate se fait avec un instrument appelé le saccharimètre.

Nous dirons enfin que les urines diabétiques en contact avec le linge laissent souvent en se desséchant des taches graisseuses et finement pulvérulentes. En été, les mouches ont une prédilection pour ces taches.

Le diabète gras, tel que nous venons de l'étudier dure fort longtemps : 10, 20 et même 30 ans. Il est susceptible de gérison complète.

b) DIABÈTE MAIGRE. — Nous n'en dirons pas autant du diabète maigre, qui est très grave et qui, malheureusement souvent, se termine par l'issue fatale en quelques mois, en moyenne en deux ans.

Cette forme de diabète, appelée encore diabète pancréatique, éclate d'une façon dramatique. Elle frappe brusquement l'individu en bonne santé et acquiert, de suite, une intensité violente. Le malade peut préciser le mois et même le jour où sont apparus les premiers symptômes (Lapierre). C'est au milieu de troubles de l'estomac, de vomissements et de diarrhée, ou bien en pleine jaunisse qu'apparaissent soudain les signes caractéristiques du diabète : soif ardente, accroissement de la quantité des urines, augmentation de l'appétit, glycosurie. Les malades émettent plus d'urines dans cette forme que dans la précédente. Ils rendent 10, 15 litres par vingt-quatre heures. On a pu noter jusqu'à 1,800 grammes de sucre émis dans le même temps.

L'état général est rapidement ébranlé, les forces diminuent graduellement, l'appétit s'éteint, la peau devient sèche et rugueuse, les cheveux et les ongles tombent. Souvent la tuberculose pulmonaire vient se greffer sur l'organisme ainsi affaibli. La cachexie ne tarde pas à apparaître, accompagnée d'une forte fièvre.

CHAPITRE III

Les complications du diabète

Les complications du diabète méritent de nous
arrêter quelques instants. Du côté de la peau,
nous avons déjà signalé les anthrax, les phleg-
mons, l'eczéma et le prurit qui font partie
des petits accidents du début. On peut aussi les
observer pendant la période d'état. Nous ajouterons une complication plus importante : la
gangrène. Celle-ci atteint surtout les membres
inférieurs ; elle commence par le bout des
doigts de pied. On voit se dessiner sur les
orteils des plaques rouges, douloureuses qui ne
tardent pas à se transformer en eschares noires
qui tantôt guérissent, tantôt au contraire s'éten-
dent. D'habitude les plaques de gangrène sont
symétriques, c'est-à-dire qu'elles se produisent
sur les deux pieds à des endroits analogues.
D'autres fois, au lieu d'être ainsi sèche et super-

ficielle, la gangrène est humide et profonde. Elle frappe alors une partie des membres, par exemple la moitié antérieure des pieds ; la peau à ce niveau devient bleuâtre, les tissus se gonflent, des ampoules se forment qui s'ouvrent, puis la gangrène ronge, dénudant peu à peu les muscles et les tendons.

Le mal perforant est une autre complication aussi connue du diabète. On sait qu'il existe également un mal perforant dans la maladie de la moelle épinière connue sous le nom d'ataxie locomotrice. Il ne faut pas confondre l'un avec l'autre. Le mal perforant diabétique peut tout d'abord n'intéresser que la peau et les parties molles. Voici comment il se présente : on voit apparaître sous le talon ou sous le petit doigt du pied, mais de préférence sous la base du gros doigt une sort de petit durillon, qui est bientôt recouvert d'un bouton plein de liquide roussâtre. Ce bouton s'ouvre et à sa place subsiste une petite ulcération, en réalité un trou arrondi. Le mal perforant est constitué : le sujet qui en est porteur est relativement peu gêné pour marcher, car de règle les environs de ce petit trou sont insensibles ; il sort simplement un peu d'humeur de cette ulcération et il se passe ainsi des mois et parfois des années, sans que le malade s'inquiète autrement de son affection, laquelle peut d'ailleurs guérir d'elle-même par le repos.

Mais parfois, l'ulcération va plus profond, elle s'étend jusqu'aux os et aux articulations. Les os « fondent », ils se nécrosent, les articulations se déforment, bref le patient est très gêné dans la marche et dans certains cas, même, il se forme des fistules qui suppurent beaucoup et l'épuisent, ou bien il se déclare un abcès, de l'érysipèle, etc.

En ce qui concerne les complications oculaires, nous citerons la paralysie des muscles des yeux, l'inflammation de la cornée de l'œil, celle de l'iris. Mais la complication de beaucoup la plus importance est la cataracte (1) Habituellement double, elle n'est généralement pas aussi avancée d'un côté que de l'autre.

Parfois, c'est le symptôme révélateur, le symptôme grâce auquel l'existence de la glycosurie est reconnue. La marche de cette affection est d'autant plus rapide que le diabète est lui-même plus grave.

Lorsque le cristallin n'est pas atteint, on observe parfois des lésions du fond de l'œil : la rétine présente des hémorragies, le nerf de la vision est atrophié.

---

(1) On sait en quoi consiste cette lésion : la lentille transparente qui se trouve interposée entre le fond de l'œil et la cornée, se trouble, s'opacifie, si bien que les rayons visuels ne peuvent plus aller impressionner la rétine au fond de l'œil. C'est la cécité.

Complications pulmonaires. — Le larynx est parfois atteint. Il se fait une véritable sécheresse de cet organe qui empêche de causer longtemps. Au bout de quelques paroles, le malade devient tout à fait aphone.

Mais c'est surtout le poumon qui, chez le diabétique, est exposé aux complications. La raison en est que la fonction respiratoire est très troublée. Le glycosurique absorbe moins d'oxygène que l'homme normal et il rend aussi moins d'acide carbonique, si bien que ses poumons se nourrissant mal sont susceptibles de prendre une foule de maladies : fluxion de poitrine, bronchite, pneumonie, broncho-pneumonie. La pneumonie est particulièrement grave, elle se termine souvent par la suppuration et la gangrène.

La tuberculose pulmonaire est une complication fréquente du diabète, mais qui survient surtout au déclin de la maladie, comme complication de la fin. Elle se montre aussi bien chez les individus jeunes que chez les individus âgés. Elle peut revêtir toutes les formes : forme chronique de la phtisie commune, forme rapide de la phtisie galopante, forme pneumonique. Les crachements de sang ou hémoptysies s'observent aussi bien dans la tuberculose diabétique que dans la tuberculose pure et simple.

Il peut se déclarer également une pleurésie.

Du côté *des nerfs*, les complications sont

centrales, c'est-à-dire qu'elles intéressent le cerveau, ou périphériques, c'est-à-dire qu'elles ont trait aux nerfs.

Nous savons déjà que le diabétique est atteint de torpeur intellectuelle, il est abattu, languissant, n'a de goût à rien, ne demande qu'à dormir. Il lui arrive de perdre pendant quelque temps l'usage de la parole, puis de la recouvrer au bout de quelques secondes, de quelques minutes. Il est alors atteint d'aphasie.

La complication la plus grave est certainement le coma, puisque d'après la statistique de Frerichs sur 250 décès dus à des accidents du diabète, on en note 153 par coma. Voyons en quelques mots ce que c'est que le coma diabétique.

Cette complication débute généralement par des nausées, des vomissements, de la diarrhée, quelques douleurs de l'abdomen accompagnées de gonflement de cette région, de la gêne de la respiration. En même temps, il existe d'habitude une agitation assez grande qui ne tarde pas à faire place à un abattement profond. La température s'abaisse, le malade demeure ainsi un ou plusieurs jours sans connaissance, puis il meurt.

D'autre fois, au lieu de cette forme que l'on pourrait appeler respiratoire, on assiste à une sorte d'arrêt du cœur : le sujet devient violet, cyanosé, il se refroidit progressivement et s'éteint ainsi. Enfin, on peut également avoir affaire à un coma où le vertige est le symptôme dominant. Dans ces deux dernières formes, la mort arrive en quelques heures, ou au bout d'un ou deux jours.

Tout diabétique est exposé au coma. Cet accident peut surgir d'un moment à l'autre, chez le sujet jeune comme chez le sujet âgé. Mais il est juste de reconnaître qu'il ne se déclare généralement pas sans raison, et l'on retrouve presque toujours à l'origine de cette complication des excès de toute sorte (nourriture, boisson, plaisirs, travail), un voyage fatigant, des exercices violents.

Il est un symptôme qui, lorsqu'il existe, peut prédire dans bien des cas l'invasion du coma. Ce symptôme est l'odeur toute particulière de l'haleine, odeur de chloroforme, que l'on attribue à la présence de l'acétone formé dans le sang aux dépens de la glycose. On a même prétendu rattacher à l'existence de ce corps — que l'on retrouve non seulement dans l'haleine, mais dans l'urine, dans les vomissements des diabétiques atteints de coma — le coma lui-même ; la majorité des auteurs estime que cette cause est insuffisante.

Les troubles du côté des nerfs peuvent être des troubles de la sensibilité ou du mouvement. M. Auché a bien étudié les troubles de la sensibilité et les a rapportés à des inflammations des nerfs. Ces troubles peuvent consister en suppression de la sensibilité dans certaines régions du corps, ou au contraire en augmentation de cette même sensibilité. Supposons que l'on pique avec une épingle un bras sain, le sujet sent une douleur très modérée ; lorsqu'il y a suppression de la sensibilité, la piqûre n'est plus sentie par lui, et quand il y a augmentation de la sensibilité, la piqûre le fait en quelque sorte crier, tellement il la trouve violente.

On a remarqué des névralgies du nerf sciatique le long de la cuisse et de la jambe en arrière, des nerfs de la poitrine (névralgies intercostales) de ceux de la face, au-dessus de l'œil, à la tempe, à la joue (névralgie du trijumeau). Souvent, ces névralgies sont doubles et symétriques.

Les troubles du mouvement sont assez divers, mais ils consistent surtout en paralysies des muscles d'un bras, d'une jambe, de la face, de la langue, du larynx ; ces paralysies qui affectent un seul côté du corps ou les deux côtés à la fois ne sont jamais complètes et elles sont d'habitude éphémères.

Parfois les troubles moteurs sont moins accusés, ils se signalent simplement par des douleurs dans les muscles surtout des jambes et de ce qu'on appelle les reins, c'est-à-dire la région des lombes. C'est une fatigue musculaire très intense, analogue à la courbature que l'on éprouve après une première ascension en montagne.

La mort subite est une complication avec laquelle nous devons compter, car elle n'est pas exceptionnelle. Il est très probable qu'il s'agit là d'une syncope du cœur.

Nous avons réservé pour la fin de cette étude des complications deux troubles portant sur la sécrétion urinaire, nous voulons parler de l'albuminurie et de l'azoturie, c'est-à-dire de la présence d'albumine et de l'excès d'urée.

L'albuminurie est une complication des moins rares, puisqu'on l'observe chez les deux tiers des diabétiques, et cela dans les diabètes légers comme dans les diabètes graves. C'est dire que la présence de ce signe ne doit pas à lui seul juger le pronostic de la maladie. Il est bien certain que quelquefois c'est l'indice d'une lésion du rein, comme cela se produit dans l'albuminurie due au mal de Bright ; il s'agit alors d'arthritiques ou de goutteux qui présentent à la fois le diabète et de la néphrite (ou inflammation du rein), mais dans la majorité des cas, ce trouble révèle simplement l'altération du sang qui contient plus de sucre qu'à l'état normal. M. Dieulafoy a « vu souvent l'albuminurie survenir chez des diabétiques qu'on avait soumis à un régime trop sévère, trop absolu, par la nourriture carnée ».

L'excès d'urée dans les urines du diabétique,

ou azoturie, est regardé par les uns comme un pronostic grave et par d'autres comme bien moins important qu'on ne serait tenté de le croire. De même que l'albuminurie, l'azoturie paraît aussi bien dans des diabètes légers que dans des diabètes intenses.

Lorsqu'elle atteint de fortes proportions, par exemple 50 à 80 grammes par vingt-quatre heures, la santé du malade est gravement compromise, à moins évidemment que ce dernier ne compense cette dépense exagérée d'éléments azotés par une alimentation des plus riches. Mais il est difficile de compter sur ce dernier correctif, car précisément l'excès de l'alimentation nécessaire ne tarde pas à entraîner des troubles digestifs qui suffisent souvent à enrayer les bons effets de cette surnutrition, et le malade ne tarde pas à tomber en une déchéance profonde.

Quoi qu'il en soit, retenons que ces cas extrêmes mis à part, l'azoturie ne constitue pas un symptôme qui doive nous inquiéter outre mesure. C'est un trouble de nutrition surajouté au même titre que l'albuminurie.

Evolution du diabète

Nous avons vu que les débuts du diabète gras — le plus fréquent — sont généralement mystérieux. De sorte qu'il est bien difficile d'assigner

une durée à cette première période de latence,
en quelque sorte, qui précède les grands troubles
connus de cette affection. Un individu peut uriner 10 à 15 grammes de sucre par jour pendant
plusieurs années sans qu'il s'en aperçoive, pour
peu que les accidents du début (balanite, gingivite,
anthrax, furoncles...) soient atténués chez lui ou
que, naturellement très préoccupé ou indiffé-
rent à l'égard de ses misères corporelles, il n'y
prête point attention. Il est pourtant à désirer
pour le sujet que le diagnostic soit posé à l'époque de l'éclosion des accidents du début, car
il n'est pas à l'abri, alors, des complications
graves, telles que gangrène, accidents du cerveau,
coma. Traité à ce moment d'une manière conve-
nable, il peut se maintenir en état d'équilibre
satisfaisant, soit ne pas maigrir, ni engraisser,
avoir bon estomac, éviter la plus grande partie
des complications. Beaucoup même guérissent.

Si l'on attend pour traiter le diabétique l'en-
trée en scène des troubles notoires tels que glycosurie forte, soif ardente, abondance d'urines,
la thérapeutique quoique encore efficace a moins
de prise. Et plus le traitement se fait à une époque éloignée du début du diabète, naturellement
plus il devient difficile d'obtenir du régime et
des médicaments une atténuation de l'élimina-
tion du sucre et une amélioration du mal. C'est
à ce moment que les urines renferment de l'al-

bumine (de quelques centigrammes à 0,50 ou 0,60 centigrammes) de l'urée en excès (50 à 60 grammes de matières azotées). Malgré cela, il ne faut pas se désespérer, la thérapeutique quoique moins puissante, doit toujours être mise en usage; elle donne, même à cette période, de bons résultats.

En somme, le diabétique traité peut guérir, nous en voyons des exemples tous les jours. Ce n'est pas à dire que tous les diabétiques doivent guérir. Il y a, même en mettant à part les diabètes pancréatiques dont l'issue fatale a lieu à si brève échéance, des diabètes gras qui résistent au régime et au traitement et dont l'évolution ne peut être enrayée. On voit alors le diabétique maigrir, il ne digère plus bien, son appétit tombe. Ce sont là mauvais signes. Habituellement alors, l'albuminurie augmente, et au fur et à mesure que la cachexie arrive, le sucre urinaire diminue. Il est rare que dans ces cas le diabétique ne soit pas enlevé par une complication infectieuse (gangrène, broncho-pneumonie, pneumonie) ou par la phtisie.

CHAPITRE IV

Variétés du Diabète

De ce que le diabète se présente sous deux formes principales, il ne s'ensuit pas qu'il soit toujours le même, ou gras, ou maigre. Il offre des variétés qui, pour ne pas être des plus fréquentes, se rencontrent pourtant assez pour justifier leur étude succinte.

Le *diabète fruste*, décrit par MM. Achard et Weil, est un diabète gras, constitutionnel, caractérisé par ce fait que les urines ne renferment pas de glycose ou du moins qu'elles en renferment des traces. Ce diabète est révélé grâce à l'injection sous-cutanée d'une solution renfermant de la glycose. Les urines ne tardent pas à renfermer une proportion de glycose assez abondante.

Le *diabète de l'enfant* est des plus graves, parce qu'il revêt la forme maigre ou pancréatique. D'ailleurs, plus le sujet est jeune, et plus le diabète a tendance à être grave. Il se complique souvent de tuberculose pulmonaire ou se termine par le coma.

Dans la *grossesse*, la glycosurie se rencontre en dehors de tout diabète ; où elle est surtout fréquente, c'est au commencement de l'allaitement : à ce moment, la mère peut perdre jusqu'à plusieurs grammes de sucre par jour.

Ce qui est plus intéressant à étudier, ce sont les rapports entre la grossesse et le diabète confirmé de la mère. Nous emprunterons à M. Godard et à M. Trouillard, qui ont fait une thèse sur ce sujet (Paris 1889-1893), les notions qui vont suivre.

Le diabète est une cause d'accouchement prématuré 30 fois sur 100, et l'accouchement se fait vers le septième mois. Par contre, le fait d'être mère donne en quelque sorte un coup de fouet au diabète, c'est au point que la quantité de sucre peut doubler vers le sixième mois.

L'enfant d'une mère diabétique meurt dans la proportion de 50 pour 100, soit pendant l'accouchement, soit dans les quelques jours qui suivent la naissance. D'autre part, la mère subit elle-même une fâcheuse influence du fait de l'accouchement. Elle meurt dans une proportion de 30 à 40 pour 100, soit de coma diabétique, soit d'autres complications telles que broncho-pneumonie, etc...

Le Jambul

ANTIDIABÉTIQUE PAR EXCELLENCE

Son rôle.— Son action.— Ses propriétés reconstituantes

Le Jambul (**Zyzygium Jambolanum Myrt.**) est une plante originaire des Indes. Les semences de cette plante jouissent auprès des indigènes et des médecins anglo-américains d'une grande faveur, à cause de la propriété qu'elles ont de faire disparaître le sucre de l'organisme, quand il s'y trouve en quantité anormale. Ces semences sont absolument inoffensives. Elles sont rondes, de la grosseur d'une petite noisette et très dures. Lorsqu'on les pulvérise dans un mortier de bronze ou de fer, elles dégagent une odeur particulière aromatique très agréable, ressemblant un peu à celle du bois de santal. Cette odeur provient d'une essence contenue dans des cellules dites « à essence ». Cette essence constitue le principe le plus actif de la semence de Jambul. Elle renferme un alcaloïde, la Jambosine, d'autres disent la Jambuline, isolée, par Lamark ; cet alcaloïde exerce une action antiglycogénique.

Il existe également dans la semence de Jambul un acide appelé par Spear **acide jambulique**, analogue à l'acide tannique (**tannin**) et qui donne avec le perchlorure de fer en solution un précipité noir abondant.

Le professeur Lépine, de Lyon, dans son « Livre sur le Diabète », cite certaines observations sur le Jambul, entre autres celles du professeur Colasanti (de Rome), qui a étudié son action sur les digestions artificielles d'amidon et qui admet que le Jambul renferme un agent entravant la production du sucre. Un savant, M. Martz, a repris les expériences du professeur Colasanti et a éprouvé l'action du Jambul sur la Diastase du malt, la Pancréatine, la taka-diastase, la salive, le suc pancréatique, etc..., il a constaté que les tubes additionnés de Jambul renfermaient beaucoup moins de sucre que les tubes témoins.

M. Martz a fait un ouvrage intitulé : **Contribution à l'étude chimique des graines de Jambul**, in titres et travaux scientifiques, Lyon, 1898, p. 22, qui est en quelque sorte la consécration de ce végétal comme l'antidiabétique par excellence.

Depuis, les travaux et expériences qui ont été entrepris par de nombreux médecins français, et entre autres par le Dr J. da Costa-Leite, de la Faculté de Paris, ont permis de confirmer les données sommaires que l'on avait sur les semences du Jambul.

Des produits ont été créés et spécialisés et les résultats obtenus jusqu'à ce jour sont merveilleux:

LA POUDRE DE SEMENCES DE JAMBUL est la base prédominante des CACHETS SILVA. Pris à la dose de 5 à 6 par jour, deux le matin, deux à midi, un ou deux le soir, ils donnent un résultat appréciable dès les dix premiers jours de leur emploi. La langue et la bouche deviennent rapidement moins sèches, le besoin d'uriner est moins incessant, partant la soif est moins vive.

L'analyse montre, par rapport à celle qui a été faite au début du traitement, que déjà la glycose est diminuée dans une notable proportion : c'est là une des caractéristiques du TRAITEMENT PAR LE JAMBUL.

Au bout d'un mois, en moyenne, une dernière analyse ne décèle plus que des traces de glycose dans l'urine.

C'est ce que nous avons pu constater chez les nombreux diabétiques que nous avons soumis au traitement par les CACHETS SILVA, en même temps que nous leur avons fait suivre un régime alimentaire mixte, toujours facilement accepté et bien toléré, et une hygiène appropriée, laquelle, grâce à sa simplicité, est appliquée par les malades avec continuité et avec régularité.

L'amélioration rapide que l'on obtient avec les CACHETS SILVA n'est pas passagère ; elle est, au contraire, permanente et progressive, si bien que 30 à 40 jours après le commencement du traitement, l'urine ne contient plus que des traces de glucose et souvent même celui-ci a complètement disparu.

Cependant, dans l'un et l'autre cas, nous faisons continuer l'usage du JAMBUL pendant quelque temps, ne fût-ce que comme mesure de prudence, non plus alors en cachets, mais en extrait alcoolique, dit EXTRAIT SILVA, dans du vin de Bordeaux ou dans tout autre vin non sucré, en pilules SILVA, et en vin tonique SILVA.

Depuis que nous faisons l'application du JAMBUL dans le diabète sucré, nous avons obtenu avec ce médicament des résultats réguliers et excellents.

Aussi n'hésitons-nous pas à lui donner la préférence sur les sels de quinine, l'antipyrine et l'opium.

Il a, en outre, le précieux avantage de rendre le régime alimentaire moins sévère, d'exclure le régime exclusivement animal, qui est l'idéal, sans doute, mais qui n'est pas sans inconvénients.

MODE D'EMPLOI DES CACHETS SILVA

Pendant les deux premières semaines, prendre par jour 6 cachets, savoir : 2 le matin, 2 à midi, 2 le soir avant les repas.

Au bout de deux semaines, faire faire une analyse. Neuf fois sur dix, il y aura notable diminution. Dans ce cas, continuer un mois à la dose de 8 par jour, savoir : 3 le matin, 2 à midi, 3 le soir.

Lorsque la guérison sera obtenue, surveiller le régime. Combattre la Constipation en faisant usage des **Cachets Dynamo-Laxatifs BALLAND,** *1 tous les soirs au coucher ou tous les deux soirs.*

Prendre alors 3 à 4 petits verres par jour de vin de Bordeaux dans lequel on mettra par bordelaise une dose d'Extrait Silva à base de JAMBUL.

On trouve dans toutes les bonnes pharmacies, les produits aux prix suivants :

Cachets Silva, la boîte de 50 cachets . . . . 10 fr.
Extrait Silva, la dose pour une bordelaise . . . . 3 fr.
Cachets Dynamo-Laxatifs Balland, la boîte . . . . 3 fr.

Traitement tonique complémentaire :

Vin Silva tonique à base de Jambul, de Kola, Quinquina, Cacao, etc., le flacon   6 fr.
Pilules toniques Silva, le flacon . . . . 4 fr.

Pour remplacer le sucre :

Diabétine Macquaire, la boîte . . . . 2 fr.

Pour tous les renseignements et commandes, de même que pour recevoir gratuitement Le Livre sur le Traitement du Diabète, écrire à M. **H. BALLAND,** *Direct. des produits Silva, 8, rue des Haudriettes,* PARIS.

Expéditions franco contre mandat-postal.

Dépôt général : MONNOT-BARTHOLIN et Cie, 21, rue Michel-le-Comte, PARIS

DÉPOSITAIRES GÉNÉRAUX A L'ÉTRANGER

ALSACE : Dr LINDT, pharmacien, rue de la Mésange . . . . STRASBOURG
AMÉRIQUE : MM. MORRISSON, PLUMMER et Cie, pharmaciens
    droguistes, 200-206, Randolph-Street . . . . CHICAGO
    — LEGOLL, pharmacien, 286, Seventh Avenue . . . . . . NEW-YORK
ANGLETERRE : M. E. PLOTON, 23, Aldermanbury . . . . LONDRES
BELGIQUE : MM. Ch. DELACRE et Cie, Pharmaciens . . . . BRUXELLES
CANADA : M. Arthur DÉCARY, Pharmacien, au coin des rues
    Saint-Denis et Sainte-Catherine . . . . MONTRÉAL
ESPAGNE : M. R.-J. CHAVARRY, Pharmacien, 87, Atocha . . . . MADRID
GRÈCE : C. OLYMPIUS, pharmacien, 206, rue d'Hermès . . . . . ATHÈNES
SUISSE : MM. BIRKEL et Cie, Pharmaciens-Droguistes . . . . . GENÈVE

Se méfier des contrefaçons et exiger pour garantie de bonne préparation la signature apposée sur la bande qui scelle la boîte.

EN FRANCE : DÉPÔT DANS TOUTES LES BONNES PHARMACIES

La conclusion est que le mariage est contre-indiqué chez toute femme atteinte du diabète. Dans le cas où une diabétique veut absolument se marier, il est urgent de la prévenir à l'avance des dangers qu'elle va courir elle-même et de ceux qu'éventuellement courra l'enfant susceptible de naître de cette union.

Diabète avec gros foie. — C'est Lécorché qui a le premier signalé les cas de gros foie diabétique. Cette hypertrophie du foie également étudiée par Glénard et par Frémont est assez fréquente, puisqu'on la rencontre en moyenne dans 45 à 60 pour 100 des cas de diabète sucré. D'habitude, il n'y a qu'un lobe du foie, le lobe droit, qui est augmenté de volume (68 pour 100 des cas, d'après Glénard).

Les troubles fonctionnels qui accompagnent cet état consistent dans la présence d'urobiline, d'indican, et la diminution d'éléments azotés dans les urines (Gilbert et Weil).

Quoi qu'il en soit, le gros foie chez le diabétique est une maladie en quelque sorte annexe, qui ne modifie en rien le cours du diabète lui-même, et de laquelle on peut tenir relativement peu de compte chez le diabétique.

Plus intéressante est la relation qui existe entre les accidents et le diabète, ce qu'on appelle en médecine le *diabète traumatique.* C'est qu'ici il ne s'agit pas seulement d'une curiosité scientifique, mais bien d'une lésion dont l'origine peut-être recherchée dans une cause extérieure bien nette, telle qu'un coup, la chute d'un corps étranger sur la tête... Et alors, on voit surgir une autre question, celle de la responsabilité de celui qui a donné le coup, du patron qui employait l'ouvrier qui a reçu sur la tête par exemple une pierre détachée d'un mur en construction, etc...

Nous allons tout d'abord décrire le diabète traumatique, puis nous étudierons les applications médico-légales qui peuvent découler de l'existence de ce genre de diabète.

La plupart du temps, c'est à la suite d'un choc sur la tête qu'apparaissent les premiers symptômes du diabète. Nous emprunterons quelques exemples de ces cas à la thèse de M. Bernstein-Kohan, de M. Jodry et au travail de MM. Brouardel et Richardière sur : le Diabète traumatique au point de vue des expertises médicolégales (Paris, 1888).

Un gardien de chemin de fer à la suite d'un choc violent sur la tête perd connaissance ; aussitôt après la reprise de sa conscience, survenue environ au bout d'une heure, il présente une soif très vive, une grande faim et il se met à uriner énormément : ses urines renfermaient beaucoup de sucre. Or, cet homme, âgé de quarante-six ans, jouissait avant le coup d'une excellente santé. Sous l'influence d'un traitement approprié, le sucre finit par disparaître de ses urines, et cet homme est et demeure guéri.

Dans une autre circonstance, c'est un valet de ferme qui reçoit un arbre sur la tête. Il perd connaissance, étant atteint de fracture du crâne. Le lendemain, les urines présentent une densité élevée et renferment 5 grammes de glycose par litre. La mort ne tarda pas à survenir. Ici, encore, le blessé jouissait antérieurement d'une très bonne santé.

A la suite d'un coup de bâton sur la nuque, un garçon est pris, trois jours après, d'une soif ardente, d'exagération de la sécrétion urinaire, de troubles de la vue. L'urine renferme une grande quantité de sucre. Quinze jours après la guérison est obtenue, grâce à un traitement rationnel.

Frerichs cite également une observation intéressante où il s'agit d'un homme de vingt-six ans qui tombe le front contre terre. Tout va bien pendant les mois qui suivent, lorsqu'environ six mois après l'accident il commence à présenter une soif insatiable. Les urines augmentent de quantité. Ces phénomènes s'accroissent de jour en jour et le blessé finit par mourir de phtisie.

Voici maintenant quelques cas de diabète consécutifs à des coups sur d'autres parties du corps que la tête.

C'est un cavalier qui, après une chute sur le dos, s'aperçoit peu à peu que ses forces baissent. Il finit par rendre 572 grammes de sucre en vingt-quatre heures. Or, avant l'accident, il était très bien portant.

Un jeune homme de 18 ans tombe d'une certaine hauteur sur ses pieds. La nuit qui suit se développent chez lui tous les symptômes d'une diabète intense. Il arrive à rendre 520 grammes de sucre par jour. Ce malade finit par mourir de cachexie. Il nous paraît inutile d'ajouter, comme après les observations précédentes, qu'il s'était toujours bien porté jusqu'au jour de l'accident.

Chez un autre jeune homme, c'est en jouant, à la suite d'une chute sur une chaise (la base du dos ayant porté violemment sur cette chaise) qu'apparaît un diabète qui se termine au bout de quelque temps par le coma.

Les enfants ne sont pas plus indemnes que les grandes personnes. On a cité le cas d'un garçon de onze ans qui devint diabétique après avoir été frappé sur la région des reins. Dans un autre cas, c'est un enfant de huit mois qui devient diabétique et meurt quatre mois après être tombé des bras de sa nourrice.

Comme on le voit, le diabète traumatique frappe tous les âges. Il peut se montrer tôt ou tard : « Sur vingt-cinq observations, disent Brouardel et Richardière, qui précisent la date d'apparition des premiers symptômes, quatre fois le diabète s'est montré dans les deux premiers jours qui ont suivi le traumatisme, quatre fois il s'est déclaré dans la semaine suivante, quatre fois il s'est montré plus tardivement. »

Le tableau présenté par le diabète traumatique ressemble absolument à celui qu'offre le diabète sucré spontané, si l'on peut s'exprimer ainsi. Quant à son évolution, elle diffère suivant le cas. Nous recourrons, encore sur ce sujet, à l'opinion si autorisée de MM. Brouardel et Richardière : Les différences entre le diabète traumatique précoce et le diabète traumatique tardif « sont assez importantes au point de vue de la gravité de la maladie pour qu'en médecine légale nous en fassions deux formes distinctes : l'une à début rapide, précoce, à pronostic bénin ; l'autre à début tardif, à marche lente, à pronostic grave le plus souvent. Le diabète précoce aigu se termine toujours par la guérison. Deux ou trois semaines, parfois un mois ou deux après l'apparition des premiers symptômes, le malade sent ses forces renaître, la soif et la boulimie disparaissent, le sucre n'est plus appréciable dans les urines, l'embonpoint revient. Un seul symptôme la polyurie persiste encore et devient même quelquefois plus intense que dans la période d'état de la maladie. Cette polyurie peut atteindre cinq litres par jour : elle dure quelques semaines après la disparition de la glycosurie. Elle cède enfin et, en général, deux à trois mois après le traumatisme, la guérison est complète et définitive. Le diabète retardé a une marche excessivement lente ; sa durée se compte par mois, par années ; la terminaison fatale est la plus fréquente ; la mort est causée par le marasme diabétique ou par une complication : tuberculose, coma. »

Voyons maintenant quelles sont les litiges médico-légaux que peut soulever l'apparition d'un diabète traumatique. Pour mieux fixer les idées, nous allons prendre des cas particuliers.

Un ouvrier glisse un jour d'un échafaudage, il tombe sur la tête, demeure étourdi pendant quelques instants, puis revenu tout à fait à lui et n'éprouvant que quelques vagues douleurs, il continue son travail, quand le soir, le lendemain ou le surlendemain de l'accident, il présente les symptômes cardinaux du diabète : soif exagérée, augmentation des urines, sucre dans ces urines. Il est bien certain que dans ce cas, et d'après la loi sur les accidents du travail (en date du 9 avril 1898) le patron employeur peut être appelé à verser une indemnité à cet ouvrier susceptible d'être devenu diabétique à raison de l'accident qu'il a subi.

Et encore, rien ne prouve que l'ouvrier n'était pas diabétique avant l'accident. Combien de fois il arrive au médecin de déceler un diabète qui

selon toute vraisemblance date de plusieurs années sans que le malade s'en soit rendu compte!

Pour contraindre le patron à payer l'indemnité accident, il faudrait donc en quelque sorte
pouvoir prouver qu'avant le traumatisme, les
urines ne renfermaient pas de sucre.

On voit combien délicat est le problème et
combien il est difficile d'établir la responsabilité
de l'employeur

Supposons d'autre part que l'ouvrier qui est
tombé sur la tête, présente pendant cinq mois,
six mois après l'accident une santé aussi bonne
qu'antérieurement, et que peu à peu dans la
suite seulement s'installent chez lui les symptômes du diabète. Il est possible et même probable
que, comme dans plusieurs des cas cités plus
haut, il s'agira ici d'un diabète traumatique,
dont l'accident original est la cause, mais d'un
diabète tardif, à évolution lente. Le patron pourra
donc ici encore être condamné à verser à l'ouvrier
une indemnité ? Il est bien certain que le cas
présente matière à discussion. Car rien ne
prouve que dans cette occurrence, le diabète ne
se serait pas développé sans l'accident : il ne
paraît pas, en un mot, exister un rapport direct
et causal entre l'accident et la glycosurie.

Or, de ce côté comme de l'autre, il est bien
difficile de faire la preuve de causalité entre
l'accident et le diabète.

CHAPITRE V

Quelle est la cause du diabète?

––––––

Pour répondre à cette question d'une façon sinon absolue, du moins satisfaisante, il nous faut essayer de remonter à l'origine de la fabrication de ce sucre, de cette glycose dont la présence dans les urines est l'indice de l'existence du diabète.

L'urine normale ne renferme pas de traces de sucre. Il semblerait alors que le sang normal aux dépens duquel se forme l'urine ne doive pas contenir de sucre parmi ses éléments constitutifs. Or, il n'en est rien. Le sang normal renferme du sucre dans la proportion de 1 pour 1000 environ : cet état naturel physiologique a reçu le nom de glycémie. La glycémie représente donc l'état d'équilibre dans lequel l'économie se trouve, lorsqu'il y a balance entre les apports de sucre (provenant des aliments, par exemple) et les dépenses de l'organisme en matériaux sucrés. Dans ces conditions, le sang charriant environ 1 pour 1000 de sucre, les urines ne renferment pas trace de glycose, et la santé est régulière.

Mais vienne cet équilibre à se rompre, que pour une cause ou pour une autre — nous y reviendrons plus loin — le sucre du sang augmente, que sa proportion atteigne par exemple 2, 2,5 pour 1000, alors il y a hyperglycémie et cette fois les urines sont chargées de plus ou moins de glycose. L'état de maladie est créé.

Mais alors pourquoi, nous dira-t-on, à un certain moment cette hyperglycémie se produit-elle? Pour essayer de résoudre ce problème, nous devons rappeler en quelques mots ce que c'est que le sucre que l'on trouve dans le sang, d'où il vient et où il va.

Le sucre du sang provient en grande partie des aliments que nous ingérons, et en particulier des éléments hydrocarbonés, par exemple du sucre que nous mettons dans notre café, qui est incorporé aux confitures, qui se trouve dans les fruits; de l'amidon qui se rencontre dans certains légumes, de la dextrine, etc... Tous ces éléments digérés par la salive, par le suc pancréatique et par le suc intestinal, tous ces éléments sont transformés de ce fait en glycose. Cette glycose absorbée par la muqueuse intestinale est transportée dans le foie par l'intermédiaire d'un gros vaisseau sanguin, la veine porte.

Arrivée au foie, la glycose est transformée en
une matière que l'on appelle glycogène, parce
qu'elle peut redonner naissance elle-même à de
la glycose. On appelle encore cette matière
glycogène de l'amidon animal. Une partie de
cette matière glycogène demeure en réserve
dans les cellules du foie, tandis que l'autre partie au fur et à mesure des besoins de l'organisme
se transforme en glycose, qui passe cette fois
dans le courant général du sang, par l'intermédiaire de la veine sus-hépatique. Ainsi s'explique
que, malgré la variété des aliments que nous
ingérons et qui renferment plus ou moins de
sucre ou de matière transformable en sucre,
cependant le taux de la glycose dans le sang ne
varie pas dans l'état de santé. C'est le foie qui
est en quelque sorte l'organe régulateur de l'apparition du sucre dans le sang. En vient-il trop
de l'intestin, le foie arrête le surplus ; n'en vient-
il pas assez, le foie prend sur ses réserves pour
alimenter le sang en glycose.

Il serait d'ailleurs inexact de croire que les
seuls aliments féculents donnent naissance dans
l'économie à de la glycose. Les aliments albuminoïdes, comme les œufs, la viande sont également utilisés par le foie. De même la gélatine,
les graisses peuvent être employées par le foie
à la fabrication de la substance glycogène.

Enfin, nous devons ajouter que les déchets
des cellules de notre corps sont aussi une source

de glycose. Une grande partie des déchets four-
nis par les cellules de nos tissus est éliminée par
la respiration, par les sueurs, par les urines,
mais il en est une certaine part, la plus grande,
qui est reprise par la circulation du sang et où
le foie puise une certaine quantité des éléments
indispensables à la fabrication du sucre de l'organisme.

Certains auteurs ont voulu attribuer au reste
de l'organisme, aux muscles en particulier, un
rôle de formation de la glycose analogue à celui
du foie, démontré comme on le sait par Cl. Bernard. De la sorte l'élaboration du glycogène
serait un acte nutritif général, dévolu à tout l'organisme. Mais cette opinion est controuvée
et il est admis de nos jours que c'est le foie qui
représente l'organe où s'opère la fonction glycogénique.

Que devient le sucre du sang à l'état normal,
puisqu'il ne se retrouve pas dans les urines?
Une partie se fixe dans les tissus, dans les os,
dans les nerfs, dans les muscles, pour servir à
leur entretien et à leur réparation. L'autre partie
sert à la combustion, elle entretient la chaleur
organique, par suite, elle est un agent de force,
puisque chaleur et force sont réductibles l'une
dans l'autre.

Maintenant que nous savons ce qui se passe
dans le sang à l'état normal, essayons d'établir
les causes de l'augmentation du sucre, de l'hy-

perglycémie pour employer l'expression technique.

Nous disions tout de suite que l'on est actuellement loin d'être fixé sur cette question. Suivant les uns l'excès de sucre du sang tient à ce qu'il s'en fabrique trop dans le foie. Suivant les autres, cet excès provient d'un défaut d'assimilation du sucre normal charrié par le sang.

Pour Claude Bernard, la glycosurie proviendrait d'un excès de travail du foie : «que par suite d'un travail de désassimilation excessive, l'organisme use incessamment et d'une manière exagérée le dépôt de réserve dont le foie est le siège, le sucre est versé dans le sang en quantité anormal, d'où hyperglycémie et glycosurie. Mais la source hématique n'est pas épuisée pour cela ; elle continue à assimiler les matériaux propres à former le glycogène et par suite le sucre ; elle redouble pour ainsi dire d'activité pour remplacer le sucre éliminé ».

Pour Bouchard, au contraire, le diabète résulterait d'un ralentissement de la nutrition. La caractéristique de l'affection serait un défaut de la consommation du sucre dans les éléments anatomiques. Le sucre s'accumulerait dans le sang et il y aurait alors hyperglycémie.

Certains expliquent cette insuffisance de consommation du sucre par la diminution d'un ferment spécial élaboré par la pancréas. Von Mering et Minkowski, ainsi que tous les physiologistes qui ont reproduit leurs expériences, ont démontré que l'extirpation du pancréas détermine un ensemble de troubles maladifs analogues de tous points au diabète et qui se terminent par la mort. Pour Lépine (de Lyon) le pancréas secréterait un ferment qui aurait pour particularité de décomposer le sucre dans l'organisme. Ce ferment existerait dans le sang, à l'état normal. La disparition de ce ferment, à la suite de l'altération du pancréas serait la cause du diabète. Malheureusement pour cette théorie séduisante on n'a pu encore démontrer d'une façon absolue, l'existence de ce ferment.

On s'est alors demandé si le système nerveux ne jouerait pas dans la glycogénie un rôle prépondérant. Ce qui donne du corps à cette hypothèse, c'est l'existence hors de conteste, dans le bulbe, d'un centre modérateur et d'un centre excitateur de la fonction glycogénique. Nous nous expliquons : si, chez l'animal, on irrite avec une épingle, une région bien définie du plancher du 4ᵉ ventricule (région intermédiaire au cerveau et à la moelle épinière) on détermine la glycosurie. Un peu plus haut que ce point excitateur, il existe un autre point dont l'irritation arrête au contraire, la fabrication du sucre dans l'économie. Ces faits semblent bien militer en faveur d'une théorie nerveuse du diabète, D'ailleurs, il est fréquent de noter la coïncidence du diabète et des affections nerveuses chez un même malade ou dans sa famille.

Il paraît donc probable que l'origine du diabète résulterait de troubles nerveux, ce qui n'empêcherait pas d'ailleurs de faire intervenir l'influence des lésions du pancréas, dont le ferment spécial irriterait le centre excitateur du bulbe et par suite, augmenterait la production du glycogène dans le parenchyme hépatique.

CHAPITRE VI

Dans quelles conditions se développe le diabète ?

Un des facteurs les plus constants qui président à l'éclosion du diabète est l'hérédité. Dans la grande majorité des cas, le diabète est lié soit à la diathèse goutteuse, à l'arthritisme d'une façon générale, soit à la diathèse nerveuse.

On sait en quoi consiste l'arthritisme. C'est, d'un mot, « le fond commun sur lequel se développent le rhumatisme et la goutte » (Hallopeau). Ces maladies peuvent coïncider, mais elles existent plus souvent isolément et elles se transmettent intégralement. Leur relation avec une prédisposition commune se révèle par ce fait qu'elles coïncident fréquemment chez les membres d'une même famille et d'autre part parce qu'elles alternent avec un certain nombre d'affections à caractère spécial : ce sont, parmi les dermatoses, l'eczéma, le pityriasis, le lichen, le psoriasis, le pemphigus et les urticaires aiguës et chroniques ; du côté de l'appareil digestif : des angines, des gastrites, des diarrhées, des hémorroïdes ; du côté de l'appareil respiratoire, des bronchites chroniques, l'asthme nerveux, l'emphysème ; du côté de l'appareil circulatoire l'athérome ou durcissement des artères, l'anévrysme de l'aorte, l'hypertrophie du cœur. Les arthritiques sont encore prédisposés aux calculs de la vésicule biliaire et de la vessie, aux névralgies, aux migraines, enfin à l'obésité et au diabète.

Donc, le diabète est une de ces maladies à substitution en quelque sorte, qui peut se développer chez l'enfant d'un goutteux. Quelquefois d'un même père goutteux, les enfants deviennent : l'un diabétique, l'autre hémorroïdaire, l'autre asthmatique.

Mais le diabète se développe héréditairement aussi dans une autre classe de diathésiques, chez les nerveux. Par exemple, un père épileptique a cinq enfants dont quatre épileptiques et un diabétique. D'autres fois, c'est un ascendant aliéné dont l'enfant ou le petit enfant est diabétique. L'hystérie, l'épilepsie sont souvent dans les antécédents héréditaires des diabétiques.

A côté de cette grande influence : l'hérédité, nous signalerons d'autres influences moins importantes, tels que le mariage, les occupations habituelles.

On a cité un *diabète conjugal :* le mari et la femme étaient atteints tous les deux. On a expliqué cette association par le genre de vie analogue, l'alimentation semblable et aussi les travaux et les soucis communs. Sur 114 cas de diabète, Lécorché l'a observé 6 fois.

Les occupations habituelles, le genre de vie ont une influence incontestable sur le diabète. Nous rappellerons à ce sujet la statistique que Worms présenta à l'Académie de Médecine en 1875.

Les urines de 607 individus adonnés au travail manuel ne contenaient du sucre chez aucun, tandis que celles des personnes occupées à des travaux intellectuels (tels que hommes d'état, savants, médecins, hommes d'affaires...) ont été trouvées renfermant du sucre dans une proportion de 10 pour 100. Et il s'agissait bien là d'une glycosurie permanente, d'un diabète latent, ce qui a été prouvé par des analyses successives, et non pas d'une glycosurie passagère d'origine alimentaire.

Toutes ces notions vont nous être utiles pour le traitement du diabète. Connaissant les conditions qui président au développement de cette affection, nous serons bien armés pour essayer, en les évitant, d'empêcher ou d'enrayer la marche de la maladie qui nous occupe.

CHAPITRE VII

Traitement du diabète

Prophylaxie. — Y a-t-il des moyens de prévenir le diabète ? En un mot, chez un individu
prédisposé de par son hérédité à devenir diabétique, peut-on arriver à retarder indéfiniment
l'éclosion de la glycosurie ? Il est difficile de
répondre par l'affirmative. Mais, ce que nous
savons très pertinemment, c'est que le régime
préventif donne chez les arthritiques d'excellents
résultats et peut mettre les enfants issus de
souche arthritique dans un état aussi réfractaire
au mal que les enfants nés de parents sains.
Par conséquent nous devrons porter nos efforts
sur le traitement préventif des arthritiques : les
enfants sur lesquels pèse cette lourde hérédité
seront habitués dès le jeune âge à la vie au
grand air, aux exercices physiques réguliers et
pondérés, à la nourriture saine, suffisante sans

être trop abondante, où se mêlent à chaque repas des quantités équivalentes de viande et de légumes. Ces candidats aux maladies dérivées de l'arthritisme seront accoutumés aux lotions froides, aux frictions quotidiennes générales de tout le corps. Autant que possible, ils ne connaîtront pas l'internat ; le travail cérébral sera chez eux bien développé sans être intensif. Autant que possible, ils éviteront les écarts de régime. comme les écarts de travail ou de plaisir.

Grâce à ces précautions, sans compter l'observance des autres mesures que recommande l'hygiène la plus banale, l'équilibre régnera dans l'organisme et l'influence néfaste de l'hérédité pourra être, sinon tout à fait supprimée. du moins largement écartée.

Mais voici le diabète installé. Comment allons-nous le soigner ? Par un régime alimentaire spécial, une hygiène physique et morale, et enfin un traitement médicamenteux.

A. — Régime alimentaire

Si l'on est loin d'être d'accord sur les causes profondes du diabète sucré, par bonheur le traitement de cette affection est assez bien établi pour que les avis ne divergent guère que sur des points de détail. En particulier, le régime alimentaire est universellement accepté comme ayant une grande influence sur l'évolution du diabète.

Et ce régime alimentaire consiste essentiellement en la suppression de tout ce qui renferme du sucre ou des substances amylacées aux dépens desquelles se forme presque exclusivement le glycogène. Lorsque l'on soumet un malade à ce régime, on voit diminuer et quelquefois guérir non seulement la glycosurie, mais aussi les autres troubles importants du diabète, tels que abondance excessive des urines, soif et faim exagérées, preuve que la présence du glycogène tient bien sous sa dépendance toute la maladie

Nous avons vu plus haut, à l'occasion de l'étude des causes du diabète, que le foie est susceptible de former du glycogène aux dépens de tous les aliments, même des aliments albuminoïdes ou azotés. Mais, la quantité de glycogène qu'il puise à cette dernière origine est bien minime et on ne saurait la comparer à celle qui provient de la transformation des substances amylacées. Le fonds du régime alimentaire consistera donc en ceci :

Supprimer ou restreindre l'usage des aliments qui se transforment presque entièrement en sucre (soit les substances sucrées proprement dites et les substances hydrocarbonées ou féculents) et, d'autre part, accorder la prépondérance

aux aliments qui ne donnent lieu qu'à une petite quantité de sucre, (soit les substances azotées). Comme de plus, les urines diabétiques
renferment beaucoup plus de sels minéraux que
les urines normales, et que par suite le malade
tend à se déminéraliser, on lui recommandera
l'usage du sel de cuisine et celui des mets salés,
des salaisons ; il introduira dans son organisme
beaucoup de phosphate, en mangeant des cervelles, des poissons, etc..., qui sont très riches
en ce genre de sel.

Examinons en détail les divers aliments permis ou défendus aux diabétiques.

Tous les aliments féculents sont interdits :
légumes (riz, haricots, lentilles, pommes de
terre, navets, raves, carottes, etc...), de même
que les pâtes alimentaires, la farine sous toutes
ses formes : sauces, potages, pain et pâtisseries.

La question de la suppression du pain — si
dure à nous autres Français, — mérite de nous
arrêter quelque peu. Bouchardat a, on le sait,
introduit le pain de gluten dans le menu des
diabétiques. Or, ce pain renferme encore une
quantité d'amidon, — variable d'ailleurs — sans
quoi la panification ne serait pas possible. Bous-
saingault a trouvé des pains de gluten qui renfermaient jusqu'à 60 pour 100 d'amidon, soit
5 pour 100 de plus que le pain ordinaire. Il ne
faut donc pas s'exagérer les avantages de ce
pain de gluten.

D'ailleurs ce pain commence à être abandonné, comme du reste ses similaires : pain de gruau, de froment, etc… Le pain de Soya, fait avec une légumineuse du Japon, renferme très peu de substances sucrées ou amylacées, et d'autre part beaucoup d'éléments azotés. Ce pain serait donc presque parfait, mais il a une saveur désagréable qui en éloigne les malades.

Devant cette impossibilité de trouver une préparation qui remplace le pain, bien des médecins autorisent une petite quantité de ce dernier grillé : 3o grammes à chaque repas (Dujardin-Beaumetz). Il semble que la mie doit-être consommée de préférence à la croûte, si l'on s'en rapporte à G. Lyon : 1oo grammes de croûte donnent 76 grammes de sucre et 1oo grammes de mie n'en donnent que 52.

Nous ne dirons rien du pain d'aleurone, ou albumine végétale, car pour le rendre mangeable il est nécessaire d'y incorporer moitié de son poids de farine de froment.

Dujardin-Beaumetz et G. Sée permettent en guise de pain, l'emploi des pommes de terre cuites à l'eau. La pomme de terre renferme moins d'amidon que la croûte de pain. Selon Esbach, 1oo grammes de pommes de terre donneraient seulement 17 grammes de sucre. — Avec 1oo grammes de pommes de terre par jour, le diabétique peut fort bien se passer de pain.

et il semble que cette pratique soit très avantageuse pour lui.

Le sucre, et tout ce qui est sucré avec du sucre, est formellement interdit au diabétique. Où cette interdiction revêt l'aspect d'une réellement douloureuse privation, c'est lorsqu'il s'agit du café. Les diabétiques s'habituent difficilement au café sans sucre. On a essayé de la glycérine, dont la saveur est sucrée, mais la glycérine a dû être abandonnée, car elle est matière à glycogène. Heureusement a été découverte la saccharine. C'est un corps blanc, en poudre, de saveur fortement sucrée, qui pourtant ne renferme pas trace de sucre. Elle dérive de l'acide benzoïque et traverse l'organisme sans changement : on la retrouve en nature dans les urines. Son pouvoir sucrant est 280 fois plus élevé que celui du sucre. Malgré son innocuité, elle finit à la longue, lorsqu'on en abuse, par déterminer des douleurs d'estomac. Aussi, est-il recommandable de n'en prendre guère plus de 0,10 à 0,15 centigrammes par jour. On la trouve dans le commerce sous forme de pastilles composées par moitié de saccharine et de bicarbonate de soude.

Les légumes verts sont recommandés au diabétique. Ils lui rendent des services multiples, tout d'abord ils combattent la constipation inévitable due au régime carné — de plus, ils varient les repas — enfin, ils remédient (surtout la chicorée, la laitue, etc.), à la déperdition de potasse. Tous les légumes verts peuvent faire partie de l'alimentation. Néanmoins, il sera bon d'éviter les choux et les asperges.

Aucun fruit — à l'exception des amandes, des noix et des noisettes — ne sera toléré, car ils contiennent beaucoup de sucre.

L'alimentation azotée représente ce qu'en terme familier nous appellerons « le plat de résistance » du diabétique. Toutes les viandes en font partie, à condition de bien éviter les sauces à la farine. Évidemment, cette diète carnée ne va pas sans certains accidents, tels que constipation, lourdeur d'estomac, azoturie, gravelle, on a même mis sur son compte le coma. Mais il faut pourtant que le diabétique se nourrisse et la viande est à peu près le seul aliment qui le nourrisse sans introduire dans son organisme une quantité sensible de sucre.

D'ailleurs, on peut varier l'alimentation avec les œufs, les cervelles, les poissons, surtout les poissons gras. Les œufs seront pris sous toutes les formes.

Comme le diabétique ne peut absolument pas se nourrir uniquement de matières azotées, force est de lui concéder quelques principes hydrocarbonés. Les meilleurs sont les graisses qui lui apportent le carbone, dont il est privé du fait de la suppression des féculents. Toutes les graisses lui sont bonnes, viandes grasses, conserves de thon, de sardines à l'huile. foie gras, beurre. L'huile de foie de morue devient ainsi un des bons médicaments du diabétique. Avec 160 grammes de graisse on peut remplacer à peu près la quantité d'ydrocarbure nécessaire comme ration physiologique quotidienne.

Dans le cas où les graisses seraient mal digérées, ce qu'il serait facile de reconnaitre en examinant les selles qui tiendraient en suspension des matières grasses, il conviendrait évidemment de diminuer l'ingestion des graisses pendant un certain temps, tout au moins.

Nous sommes arrivé au choix des boissons. Ce dernier est des plus importants en l'espèce, étant donné la soif excessive des diabétiques. Si ceux-ci se désaltéraient sans cesse avec du vin même coupé d'eau, ils ne tarderaient à être atteints de la maladie du foie appelée cirrhose, d'autant plus que leur foie, nous l'avons vu, est généralement gros et qu'il fonctionne d'une façon exagérée.

Le diabétique peut boire environ une bouteille de vin par jour, soit du vin blanc, soit du vin rouge. Mais il ne doit jamais boire de vin sucré, champagne, malaga, madère, muscat. A ce vin, il ajoutera de la vulgaire eau pure, sans rechercher de préférence des eaux minérales d'une source merveilleuse dont il n'a que faire.

La bière est absolument contre-indiquée, en raison de la dextrine qu'elle renferme souvent.

Or, on sait que la dextrine donne naissance dans l'organisme à la glycose. Par contre, l'extrait de malt exempt de dextrine, peut être autorisé, seul ou additionné d'un peu d'eau de seltz.

Le lait a été indiqué autrefois aux diabétiques, ce qui est un non-sens, car le lait renferme 48 pour 1,000 de lactose, laquelle accroît la glycosurie.

Si l'on est absolument obligé de prescrire le lait, en raison de l'albuminurie par exemple, il sera indiqué de recourir au képhir, qui est du lait fermenté, par conséquent inoffensif, puisque la lactose y a subi la fermentation alcoolique. On commencera par prescrire le képhir n° 2.

L'alcool ne sera guère de mise que chez les diabétiques maigres, chez lesquels il faut à tout prix retarder la désassimilation. Il sera formellement défendu aux diabétiques albuminuriques ou artério-scléreux. De règle, il n'est pas à recommander aux diabétiques.

Le thé, le café, sucrés naturellement avec la saccharine et non avec le sucre, sont autorisés, à la condition qu'il n'en soit pas fait abus. Le cacao, riche en fécule, est à interdire d'une façon générale.

Bref, de toutes les boissons, quelle est la meilleure pour le diabétique ? Aux repas, un peu de vin blanc léger coupé de beaucoup d'eau.

Entre les repas, de l'eau pure. D'ailleurs, le malade ne doit pas céder sans cesse à ses besoins. Il peut arriver à se discipliner et à dompter sa soif dans une certaine mesure.

Si maintenant, nous résumons les données précédentes, de façon à établir le menu du diabétique, nous obtenons le régime suivant dont Bouchardat a fixé les principales règles. C'est un régime mixte qui donne les meilleurs résultats. Les régimes excessifs : diète lactée (Donkin), diète carnée et adipeuse (Cantani) ne sont pas supportés par les malades et le régime dont l'expérience a consacré les bienfaits tient dans les termes suivants : (G. Lyon).

Potages. — *Permis :* tous les potages gras, le bouillon aux œufs pochés, les juliennes (sans navets, ni carottes), les potages aux poireaux et pommes de terre ; *défendus :* les bouillies, les potages aux pâtes, aux pois cassés, au lait.

Graisses. — Les graisses doivent être largement utilisés, pour suppléer à l'insuffisance des éléments hydrocarbonés (beurre, caviar, thon à l'huile, sardine, gras de jambon, etc...)

Viandes. — Toutes les viandes sont permises : viandes de boucherie, gibier, volaille ; elles doivent être rôties, bouillies ou grillées, les sauces préparées à la farine ne pouvant servir à les accomoder.

Œufs. — Autorisés sous toutes les formes (œufs à la coque, sur le plat, en omelette, brouillés).

Poissons — Autorisés, à la condition naturellement qu'ils ne seront pas faits dans la pâte.

Légumes. — Parmi les légumes dont le diabétique peut faire usage, citons : les épinards, les haricots verts, la chicorée, les céleris, les pissenlits, les artichauts, etc...
Les betteraves, l'oseille, les asperges, les tomates, les carottes, les navets sont interdits.

Desserts. — *Autorisés :* les fromages fermentés, les noix, les amandes, les groseilles, les poires et les pommes.

Défendus : tous les fruits sucrés et les pâtisseries.

Pain. — Interdiction absolue ou bien 3o à 4o grammes de pain sans mie (Dujardin-Beaumont). On peut le remplacer par une petite quantité de pommes de terre cuites au four ou à l'eau (1oo grammes par repas).

Boisson. — De préférence de l'eau. — Permis : vin, thé, café.

Grâce à ce régime qui n'est nullement fatigant

à suivre et qui peut être suivi pendant fort long-temps, le diabète peut guérir au point que l'on ne rencontre plus trace du sucre dans les urines et que les symptômes concomitants : soif, troubles de toutes sortes signalés plus haut, disparaissent complètement. Il en est ainsi dans les cas où le diabète est récent ou peu bruyant.

Malheureusement dans les cas avancés, ou bien encore dans les cas de diabète grave, tel que la forme pancréatique, ce régime abaisse bien le taux du sucre, mais jusqu'à un degré minima qu'on ne peut pas dépasser. En même temps sont amendés les autres symptômes de la maladie. Bref, de cette façon le diabète est mitigé en quelque sorte, et il n'est plus pour l'existence une menace constante, à condition que le régime de combat de cette affection soit bien suivi.

Combien de temps doivent durer le régime et le traitement.

Ici, il faut distinguer les cas bénins terminés par la guérison ou énormément améliorés, des cas de vieille date ou à forme grave.

Dans les cas bénins, une fois que le sucre a disparu des urines ou qu'il n'en paraît presque plus, un peu d'adoucissement peut être progressivement apporté au régime. L'alimentation normale peut être prudemment essayée, mais à la condition de ne pas cesser la surveillance des urines, de façon à déceler le sucre en cas de réapparition et de reprendre le régime aussitôt que besoin en est. On fait examiner les urines par exemple tous les quinze jours. Même lorsque le sucre, après la reprise de l'alimentation de tout le monde, n'a plus reparu dans les urines, il est sage que le diabétique plusieurs fois dans l'année se mette pendant une quinzaine de jours au régime.

Dans les autre cas, graves ou anciens, le régime doit être mitigé, car trop rigoureux il enlèverait l'appétit et hâterait la déchéance organique du malade.

B. — Hygiène physique et morale

Physique, l'hygiène consistera en un exercice régulier et modéré, qui n'arrive pas jusqu'à la fatigue. Nous avons vu plus haut des statistiques qui montrent que les gens qui accomplissent des besognes manuelles, des besognes d'atelier sont exceptionnellement diabétiques, tandis que ceux qui s'adonnent particulièrement aux travaux intellectuels sont fréquemment atteints de glycosurie. Le travail musculaire paraît donc avoir une action heureuse sur la glycosurie qu'il diminue ou même dont il empêche l'éclosion.

Les malades feront tous les jours une promenade d'une à deux heures après chaque repas, tout en ayant soin de se reposer par des haltes fréquentes et de ne pas se déplacer trop rapidement, pour éviter la fatigue et la sudation abondante.

En outre de ce travail musculaire que représente la promenade, nous conseillons également l'emploi de l' « exerciser ». Tout le monde connaît en quoi consiste cet instrument composé de lanières en caoutchouc munies de poignées sur lesquelles on fait des tractions plus ou moins éloignées. La gymnastique suédoise est également recommandable à ceux qui ne peuvent soit par manque de temps, soit par faiblesse, se livrer à la promenade et à la pratique de l'exerciser. La gymnastique suédoise consiste en mouvements des membres et du tronc provoqués par une personne étrangère. Supposons que l'on veuille faire travailler les muscles du bras. Le masseur empoigne le poignet et l'avant-bras du malade et cherche à plier cet avant-bras sur le bras, tandis que le malade résiste à ce mouvement. Cette pratique est très bonne et très efficace pour remplacer le travail spontané.

Le massage, suivi de frictions au gant de crin, est encore indiqué.

Les exercices violents sont contraires au diabétique. On a vu des crises de coma survenir à la suite d'un voyage fatigant, de travaux intensifs.

Comme les soins de la peau sont très importants chez les diabétiques, les prédisposés aux furoncles, aux anthrax, aux abcès d'une façon générale, il est bon de recommander à ceux-ci des lotions quotidiennes à l'eau coupée d'alcoolat de lavande, d'eau de Cologne, de vinaigre aromatique.

Les bains alcalins tièdes (avec 500 grammes de sesqui-carbonate de soude) aident à cette détersion cutanée, à condition qu'ils soient de courte durée : 10 à 12 minutes, et qu'ils ne soient pas plus nombreux que deux par semaine.

Les bains froids, les douches froides ou les douches chaudes sont mauvaises pour les malades qui nous intéressent. Est également à condamner le séjour au bord de la mer.

A côté de cette hygiène physique, il ne faut pas oublier l'hygiène morale. Les excès de travail intellectuel, les émotions fortes, les chagrins doivent être, dans la mesure du possible, évités au diabétiques.

Nous ajouterons que lorsqu'ils ne sont pas réduits à l'impuissance — laquelle est généralement la règle — les diabétiques doivent soigneusement fuir les excès vénériens, qui ne servent qu'à les épuiser.

Le changement d'air et de climat est bon, à condition que le nouveau climat ne soit pas humide. Le séjour à la campagne ou dans les montagnes peu élevées est tout à fait recommandable.

C. — Traitement médicamenteux

Il était naturel de s'ingénier à compléter l'action du régime — qui restreint au minimum la quantité du sucre introduite dans l'économie — par l'action de médicaments qui excitent la décomposition du sucre dans l'organisme ou qui diminuent sa formation. Nous étudierons tout d'abord les médicaments du premier groupe.

I. — Médicaments qui excitent la décomposition du sucre dans l'organisme.

En tête viennent les médicaments oxydants :

1° *Agents oxydants.* — Les inhalations d'oxygène paraissent avoir peu d'influence sur le diabète. Sans doute Arcoli et Zéri ont cité le cas d'un homme de 6o ans qui respira tous les jours 18o litres d'oxygène, pendant trois mois. Alors que son urine renfermait 25 grammes de sucre par litre, au début du traitement, il ne rendit plus à la fin que 1o grammes de sucre, pendant que la quantité des urines diminuait.

Quoi qu'il en soit, l'oxygène ne paraît avoir donné de bons résultats qu'exceptionnellement et il ne saurait être employé d'une façon systématique.

Meilleurs paraissent être les agents médicamenteux générateurs d'oxygène, tels que les sels de manganèse. Le protoxyde de manganèse en se combinant à l'oxygène se transforme en bioxyde, qui, dans certaines conditions, cède une partie de son oxygène pour redevenir protoxyde.

Lépine a souvent administré avec succès à des diabétiques gras du permanganate de potasse. Il fait préparer une solution à 5 o/o et le malade en consomme plusieurs cuillerées par jour, mélangées au vin. Mais, comme le permanganate n'agit qu'en se transformant en oxyde de manganèse, il est plus simple d'administrer en sa place le bioxyde, lequel peut se donner sans danger à des doses fortes.

2º Les *alcalins* s'emploient également pour favoriser les oxydations. Les goutteux et les rhumatisants qui constituent les types des malades par ralentissement de la nutrition tirent, comme nous le savons, le plus grand bénéfice de l'emploi des alcalins. L'expérience clinique a montré les heureux effets de ces derniers chez les diabétiques également. Les alcalins seront donnés à dose modérée.

3° La *levure de bière* a paru utile chez certains diabétiques. On l'a prescrite à la dose de 50 grammes par jour (Cassaët).

On ne sait au juste comment agit la levure. On pense qu'elle détruit la glycose à l'aide d'un ferment soluble qu'elle renfermerait.

4° *Electricité.* — Toutes les formes d'électricité ont été mises à contribution. Cavallo a employé les courants continus. Il a soigné pendant deux mois et demi une malade de 52 ans, qui rendait tous les jours 5 litres d'urines renfermant 40 grammes de sucre et 0,75 centigrammes d'albumine au litre. Au bout de deux mois, le sucre et l'albumine avaient disparu et l'état général était bon.

Massy a utilisé l'électricité statique dans trois cas qui auraient été améliorés d'une façon notable.

Plus récemment d'Arsonval et Charrin ont employé les courants de haute fréquence qui présentent, au point de vue de leur action sur l'organisme, une analogie très grande avec l'électricité statique. De bons résultats ont été obtenus. (Voir *Semaine médicale*, 1896, p. 268.) Toutefois, dans d'autres mains, ces courants de haute fréquence ont pu donner des mécomptes. C'est ainsi que chez des malades du professeur de Renzi, qui étaient des diabétiques dont le sucre avait disparu de l'urine, la glycosurie est réapparue à la suite de l'emploi de ces courants. (*Rivista clinica e terapeutica*, juillet 1897, p. 339.)

5° *Opothérapie.* — Nous arrivons maintenant à tout un groupe de médications qui reposent sur l'ingestion de sucs extraits d'organes animaux.

On a employé le corps thyroïde. On ne connaît guère jusqu'à présent qu'un cas bien net, celui de M. Branthomme, où l'opothérapie a donné un succès. Tous les autres essais paraissent avoir été infructueux, sinon funestes.

Gilbert et Carnot ont fait des recherches sur l'emploi d'extraits de la glande hépatique ou foie. En général, des améliorations nettes auraient été obtenues. Il est vrai que Linossier a eu deux insuccès. L'extrait de suc hépatique parait agir dans ces cas en renforçant l'action naturelle du foie, qui consiste à retenir les hydrates de carbone à l'état de glycogène.

Le suc extrait du pancréas a été lui aussi employé. Knowsby-Sibley a obtenu une amélioration dans un cas de diabète grave, en faisant ingérer quotidiennement du pancréas.

De son côté, Ralf a fait prendre chaque matin à une jeune fille diabétique du pancréas cru de mouton. La quantité de sucre diminua : de 150 grammes par 24 heures, elle tomba à quelques grammes, pour s'élever de nouveau pendant une suspension de traitement et retomber de moitié, dès la reprise de la médication pancraétique. Le poids de la malade augmenta en même temps.

Ausset a fait disparaître le glycosurie d'un diabétique rendant 38 grammes de sucre dans les vingt-quatre heures, en lui faisant prendre tous les jours du pancréas de veau.

Le pancréas de bœuf rôti a été prescrit par Barmann à un homme de trente-huit ans, atteint de diabète maigre. De 3o à 110 grammes de sucre que rendait le malade par vingt-quatre heures, la glycosurie tomba à un chiffre oscillant entre 17 et 4o grammes. Comme le malade ne pouvait plus supporter l'ingestion du pancréas, on continua à lui en faire absorber sous forme de suc pancréatique en lavements. Le sucre tomba à 14 grammes, pour s'élever de nouveau à 3o grammes, qui fut le taux habituel de la glycosurie.

Thesen a traité par le pancréas cru six malades atteints de diabète très grave qui, mis au régime carné absolu, rendaient tous les jours 200 grammes de sucre. Il a relevé une diminution du sucre et de l'azote, mais seulement pendant le traitement. Le pancréas absorbé était donné à la dose de 5o à 3oo grammes par jour.

Le professeur Spillmann a observé une diminution de la glycosurie chez deux diabétiques pancréatiques qu'il avait soumis aux injections du suc pancréatique.

Gilbert et Carnot ont vu « dans un cas récent de diabète, chez une femme de cinquante ans, présentant un cancer du sein, de la dithiase biliaire etc... la quantité du sucre total (200 grammes en moyenne) qui n'avait pas été influencée par l'emploi de l'extrait hépatique, tomber brusquement de moitié après l'administration d'extrait hépatique ».

Nous nous arrêterons là dans les citations, nous avons choisi quelques-unes seulement des observations favorables. Il est malheureusement beaucoup d'insuccès. Quoi qu'il en soit et sans accorder une valeur incontestable à l'opothérapie pancréatique, on ne saurait admettre que cette dernière ait été inefficace dans tous les cas. Il semble même qu'elle a été utile ; nous devons donc retenir cet agent médicamenteux comme susceptible de donner quelque résultat dans de rares cas.

II. Médicaments qui modèrent la formation du sucre dans l'organisme

1° *L'antipyrine* s'est imposée dans le traitement du diabète grâce aux travaux de Gönner, Dujardin-Beaumetz, Huchard, Gley et G. Sée, Panas, A. Robin, etc... Le professeur Lemoine (de Lille) la prescrit dans le diabète gras. Le professeur Lépine (de Lyon) la recommande au contraire dans le diabète maigre ou nerveux. La question des indications est, on le voit, loin d'être élucidée

C'est surtout par influence nerveuse que les antipyrétique, c'est-à-dire les médicaments qui combattent la fièvre, ralentissent la glycogénie.

Aujourd'hui l'antipyrine est un des médicaments les plus usités et c'est un de ceux à qui il faut attribuer des améliorations tout au moins dans la forme nerveuse du diabète.

Il ne faudrait pas d'ailleurs concéder à l'antipyrine des vertus qu'elle ne possède pas : elle ne guérit pas le diabète, mais dans le diabète de moyenne intensité, son emploi amène une diminution de la glycosurie et parfois même sa disparition. Pour ménager l'estomac des malades et aussi pour assurer au médicament l'efficacité résultant de l'absence d'accoutumance, on institue à intervalles réguliers, le traitement par l'antipyrine.

On prescrit l'antipyrine par exemple pendant six ou sept jours, à la dose de 1 gr. 50 par jour, puis le malade se repose une huitaine de jours. Il recommence le traitement à l'antipyrine et ainsi de suite. Il est bon de faire prendre l'antipyrine en cachets dans un peu d'eau de Vichy, de façon à éviter l'irritation stomacale souvent produite par ce médicament.

Il va de soi que le traitement à l'antipyrine

sera prescrit avec les plus grandes réserves chez les gens dont le cœur est malade ou dont les reins fonctionnent mal. Car, comme une des propriétés de l'antipyrine est de diminuer la quantité des urines, il pourrait être dangereux d'enrayer de cette façon l'excrétion urinaire, dont le fonctionnement régulier est indispensable chez le diabétique.

Comme antipyrétique, nous citerons également la quinine qui, sous forme de sulfate de quinine, a donné quelques résultats, le salicylate de soude, le salol, qui ont pu être employés avec avantage.

2° *Opium.* — L'opium est un des grands médicaments antidiabétiques. Depuis des siècles, il a été employé dans le diabète. Jusqu'au début de ce siècle, il l'a été sous forme de thériaque, cet électuaire fameux composé d'environ 60 substances.

L'opium fait tomber incontestablement le taux de la glycosurie et l'abondance exagérée des urines. Malheureusement cette action est limitée à la durée de l'administration du médicament, d'autre part on sait que l'opium est un constipant par excellence, qu'il rend la langue pâteuse, diminue l'appétit et pour toutes ces raisons, on n'en saurait longtemps continuer l'emploi.

Comment l'opium agit-il sur l'économie ? Les

explications fournies à ce sujet, par les différents auteurs, ne sont guère satisfaisantes. Quoi qu'il en soit, chez l'animal vivant, l'opium et la morphine mettent obstacle à la production du sucre. Tout récemment, Richter l'a démontré expérimentalement sur des lapins : cet auteur a pu prouver que le foie des animaux soumis à l'opium renfermait plus de glycogène que celui des lapins témoins, c'est-à-dire des lapins analogues nourris de la même façon, mais ne recevant pas d'opium. D'après Von Mering et Minkoswski, l'opium serait apte à empêcher la production du sucre qui se fait aux dépens des aliments azotés, de la viande par exemple.

Mais peu importe l'explication, le fait est là qui s'impose : l'opium diminue la glycosurie.

3º *Bromures.* — Le bromure de potassium, entre les mains de Begbie (d'Edimbourg) et de Félizet, a donné quelques rares succès. Begbie a obtenu la guérison d'un enfant de treize ans, après sept semaines de traitement. Où le bromure trouve de même son indication, c'est dans le diabète nerveux. Il est bon pourtant d'en surveiller l'emploi, de façon à ne pas déprimer par trop le malade. On donnera de deux à trois grammes de bromure par jour.

4º *L'arsenic* a été préconisé par Trousseau. Les expériences de Guinguand parlent en sa faveur. Guinguand ayant injecté sous la peau des animaux en expérience douze à treize gouttes de liqueur de Fowler, pique à l'aide d'une épingle la région de la moelle épinière que nous avons décrite plus haut comme étant le siège du centre nerveux qui commande à la glycosurie. Il ne se produit chez ces animaux qu'une glycosurie insignifiante. Il est donc hors de conteste que l'arsenic modère la formation du sucre, car la même expérience faite sur des animaux qui n'ont pas reçu de liqueur de Fowler, entraîne chez eux le diabète.

On emploie l'arsenic sous forme de liqueur de Fowler, qui est une solution d'arsénite de potasse : la dose quotidienne est de 10 à 12 gouttes.

5° La *Valériane* diminue la glycosurie, l'azoturie et l'abondance des urines, On prescrit de 0,30 à 0,60 centigrammes d'extrait de valériane par jour, et cela durant un mois ou six semaines. Il convient de ne pas dépasser ces doses, car on pourrait déterminer des troubles digestifs.

La valériane peut être associée à l'opium et à l'arsenic dans la formule suivante :

Extrait de valériane...   0,20 centigrammes.
  —   d'opium ....   0,015 milligrammes.
Arséniate de soude....   0,002   —

Une pilule. 4 à 6 par jour au milieu des repas (Huchard).

M. A. Robin, s'appuyant sur l'action des divers médicaments que nous venons de passer en revue, prescrit le traitement suivant : il divise les moyens à employer contre le diabète en trois groupes, ou plutôt en trois étapes.

Première étape. — L'antipyrine est donnée à la dose de 2 grammes par jour, pure ou associée au bicarbonate de soude. On fait absorber, une heure avant chaque repas, dissous dans un peu d'Eau de Vals, un paquet renfermant un gramme d'antipyrine et 0,50 de bicarbonate de soude. On cessera l'usage de l'antipyrine au bout de cinq jours.

Si, après quatre jours de traitement, la diminution du sucre ne dépasse pas 10 ou 15 pour 1000, il est inutile de revenir plus tard à l'antipyrine ; on sait du reste qu'elle n'a aucune action sur le diabète pancréatique.

Les malades prendront de l'huile de foie de morue pendant cette première période de traitement. La constipation sera combattue avec le sel de Seignette (15 à 20 grammes).

Deuxième étape. — L'antipyrine a été cessée au bout de cinq jours. Voici les nouvelles prescriptions :

1° Avant le déjeuner de midi, un cachet de

sulfate de quinine de 0,40 centigrammes. Continuer pendant cinq jours, cesser quatre jours, reprendre pendant six jours.

2° Avant le premier déjeuner et avant le dîner, un cachet contenant :

Arséniate de soude, 0,002 à 0,003 milligrammes.
Carbonate de lithine, 0,10 à 0,15 centigrammes.
Codéine, 0,02 à 0,05 centigrammes.
Poudre thériacale, 0,25 centigrammes.
Extrait de quinquina sec et pulvérisé, 0,40 centigrammes.

Mêlez pour un cachet.

Dans cette deuxième étape, les adjuvants sont les mêmes que dans la première : huile de foie de morue, vin de quinquina, eau minérale bicarbonatée sodique, telle que l'eau de Vichy, aux repas.

Au bout de quinze jours, on commence la troisième étape.

Troisième étape :

1° Pendant huit jours, administrer l'extrait thébaïque, la belladone et la valériane suivant la formule ci-dessous :

Extrait de belladone, 0,005 milligrammes.
Extrait thébaïque, 0,01 centigramme.
Extrait de valériane, 0,10 centigrammes.
Poudre de quinquina, q. s.

Mêlez pour une pilule.

Prendre le premier et le second jour, une pilule toutes les six heures ; le troisième et le quatrième jour, une pilule toutes les quatre heures ; le cinquième et le sixième, une pilule toutes les trois heures ; le septième et le huitième, une pilule toutes les six heures : le neuvième et le dixième, une pilule toutes les huit heures.

2° Durant toute la période, faire boire dans la journée, de préférence aux repas, de l'eau bouillie additionnée par litre, après refroidissement, de 8 grammes de bicarbonate de soude.

3° Abandonner l'huile de foie de morue. Continuer le vin de quinquina.

Dans le cas où les malades présenteraient une intolérance particulière pour l'opium et la belladone, ou bien si l'on a affaire à des personnes très nerveuses, comme certaines femmes, on pourra remplacer ces pilules par le bromure de potassium à la dose de 2 à 3 grammes par jour, pendant une huitaine de jours.

« Quant à la direction générale du traitement, voici comment on procède : On soumet d'abord le malade, durant cinq à huit jours, au régime de Bouchardat, puis on pratique le dosage du sucre. On administre ensuite l'antipyrine, durant quatre à cinq jours, puis on suspend cette médication en même temps qu'une nouvelle analyse d'urine est pratiquée. Le sucre a-t-il disparu, on se contente d'instituer un ré-

Jambul Desvilles

Le *Jambul Desvilles* est présenté sous 3 formes : 1° les pilules ; 2° le vin ; 3° l'extrait fluide.

Le *Jambul Desvilles* est très actif, étant préparé avec des graines de Jambul récemment récoltées et choisies avec le plus grand soin. Ainsi que cela a été constaté, le Jambul a la propriété de diminuer le titre des solutions sucrées obtenues en traitant l'amidon par le malt.

Le *Jambul Desvilles* est donc un antidiabétique et de plus un tonique et un astringeant. Sous son heureuse influence, le sucre diminue très vite et les forces reviennent rapidement. Un grand nombre de nos clients en ayant fait usage sur l'avis de leur médecin, ont vu leur glycosurie complètement guérie.

MODE D'EMPLOI : *Pilules*. — 1re semaine. 6 pilules par jour ; 2e semaine, 9 pilules ; 3e semaine, 12 pilules. Elles se prennent en mangeant, matin, midi et soir.

Vin. — 1/2 verre à Bordeaux après chaque repas.

Extrait fluide. — Une cuillerée à café au milieu ou à la fin de chaque repas.

PRIX — Pilules : le flacon . . . **6** francs.
—   Vin : le litre . . . . . **8** francs.
—   Extrait fluide : la bout. **10** francs.

Vente exclusive : **GRANDE PHARMACIE HYGIÉNIQUE,**
24, rue Etienne-Marcel, PARIS

SUCRIN

ou *Sucre pour Diabétiques.*

Le *Sucrin* est le seul sucre permis aux diabétiques. Il est composé de saccharine *bi-raffinée*, de *sel de Vichy* et de *benzoate de lithine*. En raison de sa composition, c'est un excellent antidiabétique. Il n'irrite jamais les muqueuses digestives et peut être pris continuellement sans aucun danger.

LA BOITE DE 100 PASTILLES : **2** FRANCS

GRANDE PHARMACIE HYGIÉNIQUE, 24, rue Etienne-Marcel, PARIS

Pain de Soya Desvilles

Le *Pain Desvilles* est préparé avec le soya hispida, haricot du Japon qui ne renferme que très peu d'amidon.

Le *Pain Desvilles* est aussi riche en azote que la viande crue, il renferme même plus de phosphates assimilables que cette dernière, c'est donc un pain très nourrissant et réparateur par excellence.

Le *Pain Desvilles* est agréable au goût, *contrairement aux premiers pains fabriqués avec le soya*, et les personnes les plus difficiles l'acceptent facilement. Il y a de la mie, ce qui le distingue du pain de gluten, et il se conserve frais plusieurs jours.

Le *Pain Desvilles* est un antidiabétique certain, il jouit de la curieuse propriété de faire diminuer instantanément la quantité des urines, de calmer la soif et d'apaiser la faim du diabétique. Sous son heureuse influence, le sucre lui-même ne tarde pas à disparaître. Par l'ensemble de ses qualités, le *Pain Desvilles* est le pain idéal du diabétique.

MODE D'EMPLOI. — Un pain à chaque repas. Chaque tranche de pain doit être recouverte d'une bonne couche de beurre.

PRIX : La boîte de 12 pains frais. . . . . 6 francs.

— — de 1 kilog *soyatine* ou pain sec . 5 —

Farine de Soya Desvilles toute préparée pour faire son pain soi-même. Le kilo. . . . . 4 francs.

Vente exclusive : **GRANDE PHARMACIE HYGIÉNIQUE,
24, rue Etienne-Marcel, PARIS**

gime sévère longtemps continué : persiste-t-il,
on procède à la deuxième étape du traitement
durant une quinzaine de jours environ, puis on
s'arrête avant de passer à la troisième et l'on
continue ainsi, en cessant de temps à autre,
durant un mois tout traitement médicamenteux
et en s'en tenant au régime seul ; on reprend
plus tard la série complète. » (Albert Robin).

6° Il nous reste à parler d'un médicament
dont il a été dit beaucoup de bien et aussi beaucoup de mal. Aussi mérite-t-il de nous arrêter
quelque temps, nous voulons parler du *Jambul*.

Et d'abord qu'est-ce que le jambul ?

Le jambul (Eugenia Jambolana ou Syzygium
Jambolanum) est un arbre de la famille des
Myrtacées, qui pousse dans la province de
Bombay, à Java, aux Moluques et aux Philip-
pines. Sa graine a la forme d'une petite olive.
C'est cette dernière, parvenue en Europe à
l'état sec, qui est utilisée en thérapeutique.
Elle n'a ni odeur, ni saveur, sa couleur est
d'un brun doré et elle est creusée en son
centre d'une petite cavité. Elle ne renferme pas
de principe actif bien déterminé. On emploie
en thérapeutique soit la poudre, soit l'extrait
de ses graines.

Dans les Indes, l'écorce de Jambul s'emploie
comme astringente.

Le jambul ne paraît pas toxique, puisqu'on a pu en administrer à l'homme sans inconvénients jusqu'à 25 grammes par jour.

Suivant Hillebrandt, l'extrait de jambul entrave l'action des divers ferments animaux et végétaux, en particulier l'action des diastases et des ferments saccharifiants de la salive et du pancréas.

Graser (de Bonn) après avoir déterminé un diabète artificiel chez les animaux au moyen de la phloridzine, a vu que l'administration d'un mélange de phlorizine et de jambul faisait tomber la quantité du sucre des urines de 15 grammes à 2 grammes, puis un gramme.

Le professeur Lépine, dans son livre sur « le Diabète et son Traitement », s'exprime ainsi sur le compte de ce médicament :

« Il est fort probable que le jambul qui a joui, il y a quelques années, d'une certaine réputation, exerce également une action antiglycogénique : le professeur Colasanti (de Rome) qui a étudié son action sur les digestions artificielles d'amidon, admet qu'il renferme un agent entravant la production du sucre. Martz, qui a repris ces expériences, en éprouvant l'action du jambul sur la diastase du malt, la pancréatine, la taka-diastase, la salive, le suc pancréatique, etc... a constaté que les tubes additionnés de jambul renferment beaucoup moins de sucre que les tubes témoins ».

Dujardin-Beaumetz estime, d'après son observation, que dans le diabète de moyenne intensité, chez les sujets ne dépassant pas 20 grammes par 24 heures, et suivant scrupuleusement le régime alimentaire, le jambul a paru être un adjuvant des plus favorables à la cure du diabète.

Dubousquet de Laborderie est arrivé aux mêmes conclusions.

L'utilité du jambul dans le traitement du diabète, quoique assez contestée de nos jours, ne parait pas discutable. Il semble bien que ce médicament a une action spéciale sur la glycosurie. Il mérite de figurer parmi les agents thérapeutiques les plus efficaces, à condition qu'il soit associé au régime alimentaire le plus scrupuleux.

Traitement thermal. — De la cure hydrominérale du diabète, nous ne dirons que peu de choses. Les eaux alcalines occupent le premier rang et parmi elles Vichy et Carlsbad, pour les diabétiques gras. Saint Nectaire, Pougues, Vittel, Contrexéville sont également indiqués, surtout chez les diabétiques goutteux. La Bourboule et Royat conviennent aux malades épuisés ou atteints de diabète nerveux.

Traitement des complications. — Le traitement des complications emprunte la plus grande partie de ses indications au traitement du diabète lui-même. La plus importante des complications est le coma diabétique dû à l'empoisonnement du sang par l'acétone, qui résulte de la décomposition du sucre dans le sang. Le coma se reconnaît à l'avance à l'odeur chloroformée ou de pomme rainette qu'exhalent l'haleine et les urines, l'insomnie, l'agitation, les convulsions, les vomissements.

Le mieux est d'employer les alcalins à dose massive : on lave le sang à l'aide d'injections sous-cutanées de chlorure de sodium à 7 pour 1000 et de grands lavements à 5 pour 100 de phosphate de soude. On donne à respirer de l'oxygène. On frictionne le corps à l'eau de Cologne, etc. Malheureusement, il est exceptionnel que ces moyens réussissent. Ce n'est pas une raison pour ne pas les mettre en usage, bien que là comme ailleurs, il soit plus aisé de prévenir que de guérir.

Les autres complications de peu d'importance seront traitées par les moyens médicaux ordinaires et surtout par le traitement intégral diététique et médicamenteux de la glycosurie.

TABLE DES MATIÈRES